遺伝医学・ゲノム医学

はじめに読む本

渡邉淳 著

金沢大学附属病院 遺伝診療部
金沢大学附属病院 遺伝医療支援センター

メディカル・サイエンス・インターナショナル

A Primer of Genetics and Genomics in Medicine
First Edition
by Atsushi Watanabe

© 2024 by Medical Sciences International, Ltd., Tokyo
All rights reserved.
ISBN 978-4-8157-3111-3

Printed and Bound in Japan

推薦のことば

　「10年ひと昔」と言いますが，実際ひと昔前と今を比べてみると，産業や社会生活における劇的な変化として，あらゆる場面での「デジタル化」を挙げることができます。医療や社会においてもデジタル医療情報の象徴ともいえる「遺伝子」や「ゲノム」という言葉を目にしたり耳にしたりする機会は圧倒的に増えています。

　遺伝医学やゲノム医学について学ぼうという意欲に駆られる人，学ぶ必要性を実感している人は少なくないと予想されますが，まだまだ日本ではこうした人たちの要望に十分に応えられるだけの機会や教材が準備できていないのが現状です。特に専門家はさておき初学者は，手にとってみる書籍や資料の「手ごわさ」にしり込みしてしまうかもしれません。

　今回，ずっと以前から臨床遺伝の領域で一緒に仕事をしてきた渡邉淳先生が，本書を上梓されたことを大変うれしく思います。渡邉先生は，私達遺伝医療関連の学会員の中でも，誰よりも遺伝教育や社会啓発に熱心で，その深い知識と熱意に裏打ちされた講義は誰にもわかりやすく，著書や解説は読者が知りたいところをしっかりとつかんだ，まさに教育の達人ならではのものです。

　今回の本書は，その構成からして渡邉先生の創意が生かされています。初学者には貴重な入門書として最適ですし，1つの項目が2ページにコンパクトにまとめられ，見開きの右に理解を助ける図表が掲載されており，すでに遺伝医学・ゲノム医学を学び始めた人にとっても，辞書代わりに使ったり，あるいは理解の整理のための読み物として使ったりすることができます。

　本書が遺伝医学・ゲノム医学に関心を持つ多くの方々に読まれ，活用されること，そしてそれが日本の遺伝医療の普及と発展に，さらには多くの人びとを救い支える力となることを願っています。

札幌医科大学医学部遺伝医学　教授

日本遺伝カウンセリング学会　理事長

櫻井晃洋

推薦のことば

　近年，遺伝子やゲノムの異常，稀少疾患やがんの遺伝子診断，出生前診断や着床前診断など，遺伝学に関連する様々な話題を耳にする機会が増えている。一方で，遺伝学関連の講演や講義をする際に，「遺伝に関する話は難解」，「遺伝の言葉が理解しづらい」などのご意見を頂戴することは決して稀でない。またある日突然に自身やその血縁者が，遺伝子やゲノム異常の当事者になり得る可能性を考慮すれば，遺伝学に係る知識や理解を深めることのメリットは明白である。このような背景のもと本書は渡邉淳先生（現・金沢大学附属病院遺伝診療部）により執筆された。渡邉淳先生は私が現在理事長を務める日本人類遺伝学会で教育推進委員会委員長を務められており，毎年開催される日本人類遺伝学会大会で人気の高い教育プログラムの企画と運営の責任者として，遺伝学教育に熱い情熱を注いでおられる遺伝医学の専門家である。

　本書は「遺伝性疾患」・「遺伝子関連検査／染色体検査」・「遺伝子医療／ゲノム医療」の 3 章と最後に分子生物学の基礎知識が付録となる構成で，全体で見開き 2 ページの 90 項目からなる。見開き 2 ページの左ページに各項目の説明文を，右に図や表を配置し，全ての項目の解説が 2 ページで完結するスタイルである。それぞれの解説は簡潔かつ明快で解りやすく，右の図表がその理解を助けるように工夫されている。また，各項目を初めから読み進めていくと遺伝学全般・検査・治療と話題が展開し，一冊読み終えた後には遺伝学に係る広い話題の理解が知らず知らずのうちに深まっているという構成であり，渡邉先生の工夫の跡が実感される。本書は，広く一般の学生や社会人，遺伝学の初学者から遺伝医療専門職や遺伝学研究者まで広く読んでいただける内容となっている。通しの読み物として，またハンディーに遺伝学用語を確認したい場合にも有用である。本書の持つ明快な内容と軽快なハンドブック的スタイルにより，広く読者を獲得し国民の遺伝学リテラシーの向上にも役に立つであろうことが期待される。

横浜市立大学大学院医学研究科遺伝学　教授

日本人類遺伝学会　理事長

松本直通

はじめに

　この数年，医療において遺伝学的検査の受検を提案される機会が増え，一般化しつつあります。検査を，ときに治療方針の選択目的で受検するため，家族歴もないのに突然「遺伝の可能性」に直面することもあります。20年前には保険適用である遺伝学的検査はなく，この間に成人前教育にも「ヒトの遺伝」が取り上げられていませんでした。したがって患者・家族だけでなく医療者も，検査時には遺伝や遺伝子検査への準備ができず，対応に困る場合もありました。

　昨今，遺伝医学・ゲノム医学に関連する書籍が数多く出版されています。しかしながら，翻訳書であるため日本の現状については記載されていない，あるいは内容が充実しすぎてどこから読めばよいかわからない，全体を読むには時間と労力が必要となる印象もありました。最近は，医療者養成課程にも遺伝医学・ゲノム医学の内容が入りましたが，現場の医療者の多くは現状を知りません。説明をする医療者も，遺伝医学・ゲノム医学の全体像を一度は知っておくことが重要であり，その「きっかけ」となればとの思いから，書名を『遺伝医学・ゲノム医学はじめに読む本』として執筆しました。

　本書の特徴として，遺伝医学・ゲノム医学の全体像がわかるような工夫をしています。90の単元を遺伝性疾患，検査，遺伝医療・ゲノム医療の3章に分けています。1つの単元を見開きで完結して，左ページに本文，右ページに関連する図・表を配置しています。また，関連する単元は欄外に示しました。関心がある単元から読み始めて，関連するほかの項目も参照することで全体を鳥瞰できます。初学者にとっても，遺伝医学・ゲノム医学の専門家にとっても，改めて遺伝医学・ゲノム医学を整理・活用する機会になると期待しています。

　また，原典を学ぶことが重要と考えています。本書の巻末には，2022年に改訂された日本医学会「医療における遺伝学的検査・診断に関するガイドライン」，2023年に施行されたゲノム医療法を掲載しました。本文を読むと，これらの原典を照らし合わせて遺伝医学・ゲノム医学の現状を見直す機会にもなります。

本書は，あくまでも遺伝医学・ゲノム医学の全体像を整理していただくことを目的にしています。それぞれの項目に関心を持ち詳しく知りたい際には，『トンプソン&トンプソン遺伝医学 第2版』，『新 遺伝医学やさしい系統講義19講』，『ヒトの分子遺伝学 第5版』といった成書を紐解いてください。

　本書企画の最初のメールは2020年1月でしたので，開始から4年半が経ってしまいました。メディカル・サイエンス・インターナショナル (MEDSi) の星山大介様には，本書の執筆の機会をいただき，また辛抱強く見守り，またさまざまなご支援をいただきました。この1年は，毎月第1金曜日にMEDSi本社に伺い，遅筆な私に叱咤激励をいただいた日々を懐かしくも感じております。改めて感謝の意を表する次第です。今回，本書におきましては，遺伝医学・ゲノム医学の日本の中心におられる札幌医科大学医学部遺伝医学 (日本遺伝カウンセリング学会理事長) の櫻井晃洋先生，横浜市立大学大学院医学研究科遺伝学 (日本人類遺伝学会理事長) の松本直通先生にご推薦文をいただきました。私自身も長年遺伝関連学会でヒトの遺伝リテラシー向上に取り組んでおり，日頃よりご指導いただいている先生にご推薦文を頂戴しましたことはとても幸甚の至りです。

　今回，本書にお目通しいただきありがとうございます。私にとって遺伝に関する単著は，本書が2冊目になります。前回は2017年に上梓しましたが，改訂ができないまま時間が経ってしまいました。単著にこだわる理由の一つとして，著者が多いと各項目の関連がうまく繋がらないことが気になったためです。一方で，単著ならではの内容の不十分さ，不適切さもあるかと存じます。さらに，今後も遺伝医学・ゲノム医学は日々進展していきます。ぜひ皆さんが読まれてみて，ご質問や不足している内容，整理するために適切な図・表がありましたらご提案をいただけますと幸いです。本書も，さらに読者の皆様にも育てていただき，定期的に見直しもして長く読まれる書籍になるとありがたいです。今後ともよろしくお願いいたします。

2024年7月　　渡邉 淳

目次

第 2 章
遺伝子・ゲノムを用いて解析 (検査) する——遺伝子関連検査・染色体検査

第3章
遺伝子・ゲノムを医療に活用する——遺伝医療・ゲノム医療

第1章
遺伝子・ゲノムの変化で起こる病気
──遺伝性疾患

1 遺伝性疾患① 遺伝性疾患とは？

▶遺伝性疾患は原因によりさまざまに分類される

　遺伝性疾患は，ゲノムの変化が関わる疾患（病気）の総称である。ほとんどの疾患の発症にはゲノムが関与している（図1.1）。遺伝性疾患は，変化しているゲノムの領域，遺伝要因の関わる程度により染色体疾患，単一遺伝子疾患（メンデル遺伝病），体細胞遺伝病，ミトコンドリア病，エピジェネティクス関連疾患，多因子疾患に分類される（表1.1）。

遺伝性疾患
genetic disease

ゲノム
genome
➡ **82** ゲノム① ゲノムとDNA

▶遺伝性疾患は必ずしも遺伝しない

　ゲノムは私たちの誰もが持ち，親から子に受け継ぐ。誰もが受精卵から，すなわち生まれつき，ゲノムの約0.1％に変化（バリアント）を持っている。このゲノムの個人差はときに疾患とも関連する。一方，生殖細胞（精子・卵）形成時の減数分裂により起こる染色体数の変化（多くの染色体疾患）や，受精後の体細胞分裂により一部の細胞のゲノムに起こる後天的な変化が生じて発症する疾患（体細胞遺伝病）もある。

バリアント
variant
➡ **48** バリアント① ゲノムの変化とバリアント

　親の特徴が子に受け継がれる（継承される）現象を，日本語では「遺伝」と表現する。「ゲノムの変化」による疾患（遺伝性疾患）は必ずしも遺伝せず，「次世代に継承（遺伝）しうる」疾患と区別して扱うことが重要である。日本語では「遺伝子」，「遺伝する（継承する）」は両方とも「遺伝」という語を用いて表現されるが，英語では，前者はgene，後者はinheritanceと明確に区別される。「ゲノムの変化」による疾患（遺伝性疾患）と「次世代に継承（遺伝）しうる」疾患は，英語ではgenetic disease と hereditary disease（inherited disease）となる。しかし，「遺伝性」という用語は，ときに「生まれつきの」，すなわち「次世代に継承（遺伝）しうる」という意味で使用されることもある（例：遺伝性腫瘍）。

遺伝
hereditary

遺伝する
➡ **75** 遺伝性の評価① 血縁者の関係——近親度

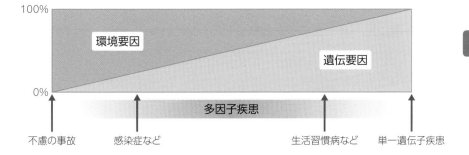

図 1.1　遺伝性疾患における遺伝要因の関わり

表 1.1　遺伝性疾患の分類

分類	原因	特徴
染色体疾患	核染色体レベルの変化	数（異数性）あるいは形の変化により，コピー数に増減を生じる
単一遺伝子疾患（メンデル遺伝病）	核染色体内の 1 遺伝子内の変化	メンデルの法則に則る（遺伝形式により状況は異なる）。疾患によっては原因遺伝子が複数のこともある
体細胞遺伝病（がん）	後天的な体細胞における変化	変化領域は，1 遺伝子から染色体レベルまでさまざま（多くのがん）
ミトコンドリア病	ミトコンドリアの異常	原因はミトコンドリア DNA 内だけでなく，核染色体内の遺伝子のこともある
エピジェネティクス関連疾患	DNA の修飾変化	DNA の配列の変化はない
多因子疾患	遺伝要因に加えて環境要因	関与する遺伝子は，多くは複数

2 遺伝性疾患②
ライフステージと遺伝性疾患

▶遺伝性疾患は誰もが，どの年齢でも関わる

　遺伝性疾患は分類によっても，疾患の発症とゲノムの関わりの程度はさまざまである。ゲノムに生まれつき変化（バリアント）を有しても，成人になって初めて疾患を発症することもある。総計すると，ほとんどの人が一生の中で何かしらの遺伝性疾患と関わりあう（表 2.1）。分類された遺伝性疾患の分布は，小児期，成人期によっても異なる。

▶遺伝性疾患の種類によって発症しやすい時期が異なる

　検討する疾患が遺伝性疾患のどの分類にあたるのかを確認することで，疾患の発症メカニズム，血縁者への影響がわかりやすくなる。

　一方，単一遺伝子疾患の中でも疾患の発症する時期（年齢）や症状の程度（重症度），経過は，関わる遺伝子，遺伝形式などによって異なる（図 2.1）。例えば，潜性（劣性）遺伝形式をとる疾患は小児期に，顕性（優性）遺伝形式をとる疾患は成人期に発症する傾向がある。また，原因遺伝子が同じでも発症年齢や重症度に幅がある疾患があり，病型として分類されることがある。体細胞遺伝病は後天的に変化した遺伝子の蓄積が発症につながり，加齢により患者数は増える。

　さらに，同じ疾患でも原因遺伝子が異なっていて複数あること，あるいは原因が遺伝子でないこともある（遺伝的異質性）。したがって，診断に向けた原因遺伝子の検索では，ときに複数の遺伝子をまとめて解析をすることも有用であり，検索し陰性だったとしても，解析遺伝子の範囲が十分でなければ遺伝子が原因であることを否定できない。

遺伝的異質性
➡ 13 表現型

4

表 2.1　遺伝性疾患の分類に基づいた発症時期と頻度（推定）

分類	頻度（1,000 人あたり）		
	25 歳までに診断	25 歳以降に診断	計
染色体疾患	2	2	4
単一遺伝子疾患	3.5	16.5	20
多因子疾患	46	600	646
体細胞遺伝病	—	240	240
合計	51.5	858.5	910

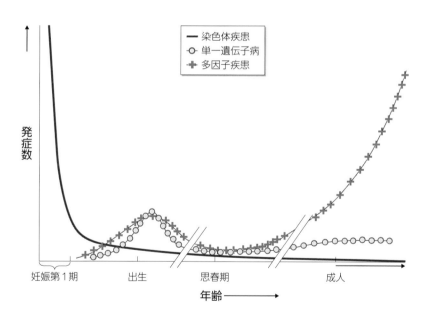

図 2.1　年齢による遺伝性疾患の分布
（Gelehrter TD, Collins FS, Ginsburg D. [eds] Principles of Medical Genetics. 2nd ed. Baltimore: Williams & Wilkins. 1998 より）

3 遺伝性疾患③ 出生前──流産，不育症

▶妊娠中に発生する疾患──発生時期から 3 つに分類

　1 個の受精卵は 40 週の妊娠期間内に複雑な過程を通して身体を形作っていく（図 3.1）。妊娠期間中は配偶子，胎芽，胎児の 3 つに分類され，発生する疾患の原因も異なる。

　受精前に原因が生じる**配偶子病**は，生殖細胞系列の変化である単一遺伝子疾患や配偶子形成時の染色体疾患が該当する。

　胎芽期は，受精から主要な器官形成が起きる受精後 3 ～ 8 週（妊娠 5 ～ 10 週）が該当する。この時期に生じる疾患は**胎芽病**として分類され，大きな形態異常の発生を起こしやすい。催奇性が関連する薬物や風疹，サイトメガロウイルスなどの感染症が関連する。

　器官形成が完了した後である胎児期に罹患し発生する**胎児病**では，形態異常より機能異常が主となる。一部の感染症（梅毒など），胎児アルコール症候群などが関連する。

配偶子病
genopathy，gametopathy

単一遺伝子疾患
➡ **18** 単一遺伝子疾患① 遺伝形式

染色体疾患
➡ **7** 染色体疾患① 染色体量（コピー数）

胎芽病
embryopathy
fetopathy

▶自然流産には染色体の変化が関係することがある

　臨床的に診断された全妊娠の約 15 ％が自然流産に至る。自然流産の約 80 ％以上が妊娠 12 週までの早期に起こり，自然流産の約 50 ％は染色体疾患である。妊娠経過中の染色体疾患の割合は，受精時，胎生期，新生児期でそれぞれ異なる。受精時では，受精卵の約 40 ％に染色体異常があり，大多数は妊娠に気づく前（おもに着床前）に失われる。新生児期の染色体疾患児の頻度は約 0.6 ％である。染色体疾患のほとんどは染色体不分離による染色体数の変化が原因であり，女性では加齢に伴い増える（受精から 5 日目の胚盤胞の割合：図 3.2）。流産をきたす染色体疾患のおよそ半数以上が常染色体のトリソミーであり，16 トリソミーが最も高頻度となる。

妊娠時の染色体異常の割合
➡ **8** 染色体疾患② 数的異常

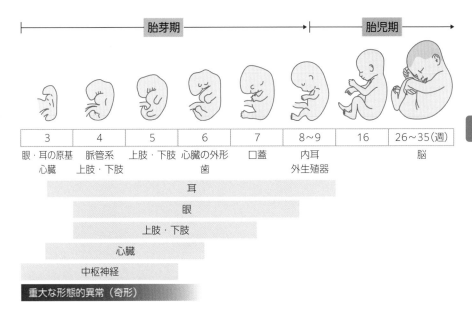

図 3.1　妊娠経過と器官形成

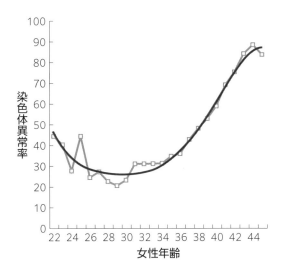

図 3.2　女性の年齢と胚盤胞での染色体異常率

(Franasiak JM et al. The nature of aneuploidy with increasing age of the female partner: a review of 15,169 consecutive trophectoderm biopsies evaluated with comprehensive chromosomal screening. Fertil Steril. 2014; 101(3):656–663 より)

遺伝性疾患④ 先天性疾患

▶先天性疾患は出生児の3～5%に認める

先天性疾患は，出生時に形態的，あるいは機能的異常を認める疾患の総称である。1つ1つの疾患の割合は少ないが，すべてを合わせると出生児の3～5%は先天性疾患を持って生まれる（表4.1）。症状の程度は患児により異なる。

先天性疾患
congenital disorder

▶先天性疾患の原因はさまざまである

先天性疾患にはさまざまな原因がある（図4.1）。先天性疾患を原因で分類すると，染色体疾患（例：21トリソミー），従来の染色体検査であるG分染法では検出できない微細な欠失や重複すなわちコピー数変化（CNV），単一遺伝子疾患（例：フェニルケトン尿症のような先天代謝異常症），多因子疾患（例：おもな先天性心疾患），環境・催奇形因子（例：先天風疹症候群）の5つに大別できる。先天性疾患のほとんどは，ゲノムが関わる遺伝性疾患である。先天性疾患のうち40%は多因子疾患であり，先天性であっても遺伝要因だけでなく環境の影響を受ける疾患は多い。環境・催奇形因子は，感染症や薬物のことで，この場合はゲノム・遺伝子が関わらない。すなわち，先天性疾患は，遺伝要因の有無にかかわらず，単に出生時に症状が発現している疾患である。

先天性疾患のうち，複数の器官・臓器に形態異常や，特徴的な顔貌をきたす疾患群は先天奇形症候群と総称される。先天性疾患や先天奇形症候群の診療において，**身体的特徴の詳細な記載**は正確な診断の手がかりになる。

染色体疾患
➡ **7** 染色体疾患① 染色体量（コピー数）

コピー数変化
➡ **10** 染色体疾患④ 構造異常
──均衡型と不均衡型

単一遺伝子疾患
➡ **18** 単一遺伝子疾患──遺伝形式

多因子疾患
➡ **36** 多因子疾患

身体的特徴の詳細な記載
dysmorphology

表 4.1　先天性疾患（先天異常）

部位	疾患（異常）名	概数（出生 1,000 人あたり）
顔面	口唇口蓋裂／口唇裂	1.8
中枢神経系	水頭症	0.7
	二分脊椎	0.5
先天性心疾患	心室中隔欠損	1.7
	心房中隔欠損	0.6 ｝先天性心疾患全体 10
	動脈管開存	0.6
腎・泌尿器	尿道下裂	0.4
	囊胞性腎奇形	0.4
消化管	十二指腸・小腸閉鎖	0.6
	横隔膜ヘルニア	0.5
	鎖肛	0.5
	臍帯ヘルニア	0.4
整形外科	多指症	0.8
	合指症	0.5
	多趾症	0.5
耳鼻科	非症候性難聴	1
染色体疾患	21 トリソミー	1

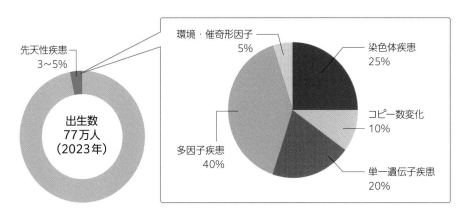

図 4.1　先天性疾患の原因と発生頻度

遺伝性疾患⑤ 小児期から成人期

▶生活習慣病でも単一遺伝子疾患が原因のこともある

　成人期に発症する遺伝性疾患の多くは，多因子疾患である。一方で，臨床的に同じ病名として診断されても，単一遺伝子疾患が原因である患者も含まれていて，遺伝的異質性を示す疾患がある。例えば，生活習慣病の１つである高コレステロール血症のうち，**家族性高コレステロール血症**（FH）は，単一遺伝子疾患である。ヘテロ接合体 FH は，日本においても早発性冠動脈疾患[*1]や重症高 LDL コレステロール血症の 15 人に 1 人（約 7％）程度，冠動脈疾患の 30 人に 1 人程度，総じて一般人口の 300 人に 1 人程度に認める。FH の人は，非 FH の人に比べ，コレステロール値は上昇し，冠動脈疾患は若年で発症する傾向がある。FH の人に家族歴を聴くと，第一度近親内に高 LDL コレステロール血症あるいは早発性冠動脈疾患の人がいることが多い。ホモ接合体 FH の人の症状はヘテロ接合体の人よりも症状が強い傾向がある。FH は，生活習慣の改善だけで LDL コレステロール値のコントロールは難しく，薬物療法が有用となる。生活習慣病でも発症年齢や家族歴の聴取は鑑別に重要である。

多因子疾患
➡36 多因子疾患

遺伝的異質性
➡13 表現型

家族性高コレステロール血症
familial hypercholesterolemia
(FH)

[*1] 男性では 55 歳未満，女性では 65 歳未満で発症した冠動脈疾患。

第一度近親
➡75 遺伝性の評価① 血縁者の関係——近親度

▶遺伝性疾患には小児期から成人期への移行もある

　医療の進歩により，小児期発症の遺伝性疾患患者の多くが成人期を迎えられるようになった。これらの患者は，「子ども」から「大人」へと自立し，ライフステージに合わせて疾患に対する理解度を上げる準備が必要である。また，適切な医療を生涯にわたり受けられるように，小児診療科から成人診療科へとシームレスにつなげ移行できることが求められる（図 5.1）。

家族歴の聴取
➡76 遺伝性の評価② 家族歴，家系図

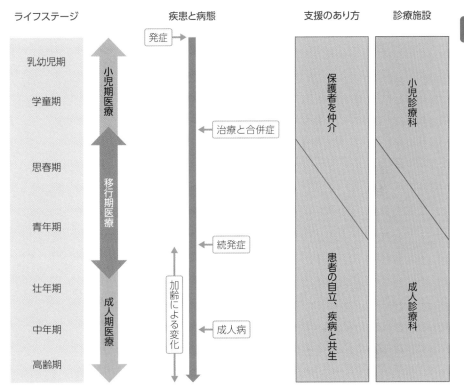

図 5.1　小児期発症の遺伝性疾患におけるライフステージごとの体制

6 遺伝性疾患⑥ 難病

▶ 難病には，稀少疾患が含まれている

　遺伝性疾患で整備されている医療費助成制度として，小児慢性特定疾病と指定難病がある。小児慢性特定疾病[*1] は「児童福祉法」に基づき 18 歳未満が対象となる。指定難病[*2] は「難病の患者に対する医療等に関する法律」（難病法）が施行された 2015 年を期に，概念が大きく変わってきた。指定難病は，難病の中でも患者数が一定数を超えない稀少疾患が多く，客観的な診断基準がそろっていることが必要になる。2015 年より，認定される疾患が増えている（図 6.1）。

医療費助成
➡ **67** 遺伝性疾患の支援——医療費支援制度，社会福祉制度

[*1] 対象となる疾患は小児慢性特定疾病情報センター https://shouman.jp の web サイトに一覧がある。

[*2] 対象となる疾患は難病情報センター https://www.nanbyou.or.jp/ の web サイトに一覧がある。

▶ 指定難病の約 7 割は単一遺伝子疾患が関わる

　指定難病各疾患の原因は，46％が単一遺伝子疾患のみ，24％が単一遺伝子疾患と多因子疾患との混在であり，総じて約 7 割が単一遺伝子疾患と関連する。指定難病の半数以上は「診断基準」に遺伝学的検査が記載され，これらの疾患では確定診断のために遺伝学的検査が必須とされている。

　一方，難病患者の約半数は診断がつくまでに長期間を要することが多い。症状はあるのに，さまざまな臨床検査や遺伝学的検査を重ねても診断がつかず，いわゆる「**診断を求める終わりなき旅**」の状態が続いている患者もいる。この「未診断疾患」患者を対象に全エクソーム解析により網羅的に遺伝子解析し疾患の原因解明と診断を目的とする研究プロジェクト，**未診断疾患イニシアチブ（IRUD）** が 2015 年から開始された。この研究に参加した「未診断疾患」患者の約 40％は新たに診断されたが，既知の指定難病であることも多い。網羅的・包括的な遺伝学的解析は，診断がついていない稀少疾患の診断において有用となってきている。

遺伝学的検査
➡ **55** 遺伝学的検査① 確定診断

診断を求める終わりなき旅
diagnostic odyssey

未診断疾患イニシアチブ
Initiative on Rare and Undiagnosed Diseases (IRUD)

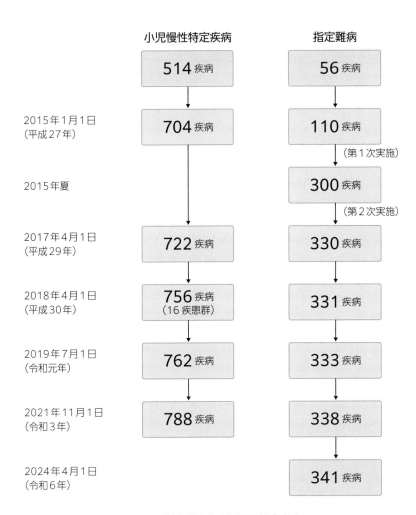

図 6.1 　指定難病と小児慢性特定疾病

7 染色体疾患① 染色体量（コピー数）

▶染色体の変化には数的異常と構造異常がある

　染色体疾患は染色体の変化によって生じる疾患で，その変化は，染色体の数（**数的異常**），あるいは形態（**構造異常**）の2種類に分けられる（表7.1，図7.1）。

数的異常
numerical abnormality

構造異常
structural abnormality

▶染色体に変化があっても症状がないこともある

　染色体の形態変化には，染色体量（コピー数）に影響がない**均衡型異常**と，染色体量に過不足を伴う**不均衡型異常**がある。染色体数の変化（数的異常）は，コピー数異常を示す。

　コピー数異常はその変化する領域の遺伝子量が変化する（不均衡）ため，症状が出現する。症状の程度はコピー数が変化する領域内にある遺伝子数に影響する。コピー数に変化がなく症状がない均衡型染色体を有する人においても，子へは配偶子形成期の染色体分離によりコピー数変化（不均衡）を生じることがある。

均衡型異常
balanced abnormality
➡ **10** 染色体疾患④ 構造異常
——均衡型と不均衡型

不均衡型異常
unbalanced abnormality

▶症状がある染色体の量的変化（コピー数異常）はモノソミー，トリソミーが多い

　コピー数異常は，常染色体では通常の1対（2本，**ダイソミー**）ではなく3本ある**トリソミー**あるいは，1本しかない**モノソミー**に代表される。モノソミーはトリソミーと比べてより重症となる。構造異常で認める不均衡染色体では，染色体の一部にトリソミー，モノソミーをきたし症状を生じる。コピー数が変化する染色体領域が大きいと，症状の程度は大きくなる。増減している染色体量が同じであれば，原因が数的異常でも構造異常でも同様の症状を呈する。一方，同じコピー数異常でも，合併症の発症率，発症時期や重症度は個人差がある。

ダイソミー
disomy

トリソミー
trisomy

モノソミー
monosomy

表 7.1　染色体の変化——数的異常

染色体の変化		名称	例
1本（1コピー）		モノソミー	X モノソミー（ターナー症候群）
2本（2コピー）		ダイソミー	正常核型 片親性ダイソミー
3本（3コピー）		トリソミー	21 トリソミー（ダウン症候群）

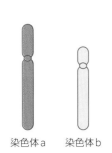

染色体a　染色体b

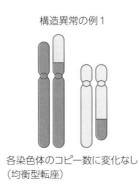

構造異常の例1

各染色体のコピー数に変化なし
（均衡型転座）

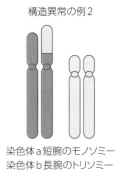

構造異常の例2

染色体a短腕のモノソミー
染色体b長腕のトリソミー

図 7.1　染色体の変化——構造異常

染色体疾患② 数的異常

▶ 数的異常は受精時にはどの染色体でも生じている

染色体のコピー数変化を生じる代表的な**数的異常**の多くは，一部の染色体の数（ほとんどは 1 染色体）が変化する**異数性**である（表 8.1）。異数性は，受精卵ではどの染色体にも起こるが，75％は妊娠 8 週までに流産となる（図 8.1）。

数的異常
numerical abnormality

異数性
aneuploidy

▶ 出生に至る常染色体トリソミーは 21，18，13 番染色体のみである

すべての細胞に認める完全なモノソミーは，常染色体では出生に至らない。X モノソミーは 99％が流産となり，流産に認める染色体異常全体の約 15％を占める。

すべての細胞に認める完全なトリソミーのうち出生に至るのは，常染色体であれば含有する遺伝子数が少ない染色体順で（必ずしも染色体の大きさとは関係ない）21 番，18 番，13 番の 3 種のみである。同じ 21 トリソミーでも，約 8 割は流産となり，2 割が出生する。18 トリソミーでは約 95％が流産となり，5％が出生する。X トリソミー（トリプル X）は流産にはならない。

▶ 常染色体・性染色体により症状の傾向が異なる

染色体の変化が常染色体か，性染色体かによっても症状の傾向が異なる。男性も女性も 2 本ある常染色体の染色体疾患の多くは発育障害，発達遅滞，多発奇形を伴い，変化がある染色体領域により特有の顔貌，臓器など身体の特徴を示す傾向がある。X 染色体の染色体疾患は，X 染色体は性により本数が異なり，先天異常や不妊症を示すものから正常表現型まで幅がある。

表 8.1　10,000 例の妊娠の結果予測

転帰	妊娠	自然流産 (%)	生産児
全体	10,000	1,500 (15)	8,500
正常染色体	9,200	750 (8)	8,450
染色体異常	800	750 (94)	50
特定の異常			
三倍体あるいは四倍体	170	170 (100)	0
X モノソミー (45,X)	140	139 (99)	1
16 トリソミー	112	112 (100)	0
18 トリソミー	20	19 (95)	1
21 トリソミー	45	35 (78)	10
その他の常染色体トリソミー	209	208 (99.5)	1
47,XXY，47,XXX，47,XYY	19	4 (21)	15
不均衡型再構成	27	23 (85)	4
均衡型再構成	19	3 (16)	16
その他	39	37 (95)	2

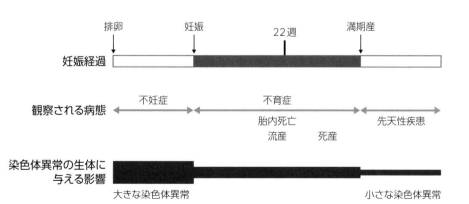

図 8.1　**染色体量 (コピー数) が発生に与える影響**

9 染色体疾患③ 数的異常の発生メカニズム

▶染色体の数的異常は染色体不分離で発生する

　染色体の数的異常は生殖細胞（卵，精子）を形成する**減数分裂時の不分離**で発生する（図 9.1）。これは，減数分裂における 2 回の分裂のどちらかの段階（通常は第一減数分裂時）で，染色体対の正確な分離が起こらないことで生じる。

　生殖細胞の形成時期は精子と卵では異なる。精子は思春期からその都度生成されるが，卵の形成は女性の胎児期から減数分裂が開始し一時的に止まる。そして，排卵時に再開するため，排卵時の年齢が染色体の不分離に関連する。染色体不分離は母体の年齢が上がると起こりやすくなり，出生頻度にも影響する（表 9.1）。しかし，トリソミーは高年妊娠に限ったものではなく，どの年齢のカップルにも可能性はある。

減数分裂時の不分離
meiotic nondisjunction

▶体細胞で生じた染色体不分離はモザイクになる

　染色体不分離は，受精卵形成後の体細胞分裂時にも起こりうる。染色体不分離が受精後早期の体細胞分裂時に起きた場合には，一部の細胞に染色体変化を認める**モザイク**となる可能性がある。モザイクがあるということは，染色体変化を持った細胞と正常染色体数の細胞が混在している状態である。モザイクの場合，細胞ごとに染色体の状況が異なるため，染色体検査のうち 1 つ 1 つの細胞を確認できる検査（分染法，FISH など）で検出される。

　モザイクは完全型，つまり，すべての細胞で染色体が変化している場合と比較して，症状が軽度な傾向がある。

モザイク
mosaicism
➡ 14 モザイクとキメラ

分染法
➡ 46 染色体検査の手法① 分染法

FISH
➡ 47 染色体検査の手法② FISHとマイクロアレイ染色体検査

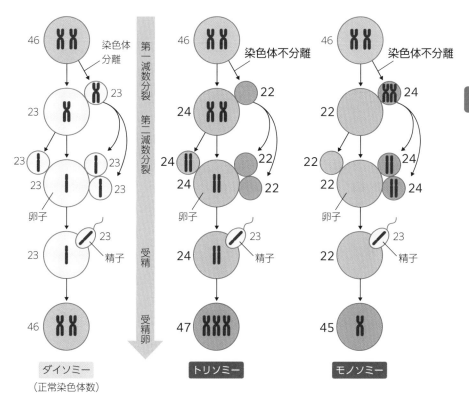

図 9.1　染色体不分離のメカニズム

表 9.1　母年齢によるトリソミー出生頻度（概数）

母年齢（出産時）	13 トリソミー	18 トリソミー	21 トリソミー
20 歳	1/14,000	1/10,000	1/1,500
25 歳	1/12,000	1/8,000	1/1,300
30 歳	1/11,000	1/7,000	1/1,000
35 歳	1/5,000	1/3,500	1/300
40 歳	1/1,400	1/700	1/100
45 歳	—	—	1/30
全頻度	1/10,000	1/6,000	1/1,000

10 染色体疾患④ 構造異常──均衡型と不均衡型

▶染色体の形の変化──構造異常

　染色体構造異常には，**転座**，**欠失**，**挿入**，**逆位**，**環状染色体**，**同腕染色体**，**重複**などがある（図 10.1）。常染色体に生じた構造異常は 1 対の染色体の片方に生じ，2 本の相同染色体の形状は異なり，核型分析により検出できる。構造異常は親から受け継ぐ場合と，親にはなく突然生じる（新生変異）場合がある。染色体構造異常では，変化を起こした染色体を有していても，多くは総染色体数は変わらず 46 本である。

▶染色体の微小部位のコピー数変化により生じる疾患がある

　コピー数変化（CNV）は，染色体の一部領域（1 kb 以上）にわたり，通常 2 コピーであるゲノム DNA が，1 コピー以下（欠失），あるいは 3 コピー以上（重複）となる現象である。CNV は，10 Mb より小さいと通常の染色体検査（G 分染法）では検出できないが，マイクロアレイ染色体検査により検出できる場合が増えてきた。

　CNV による症状の程度は，変化する領域の大きさとともに，領域内の遺伝子の機能によっても影響される。CNV に，染色体上に隣接して存在する機能に類似性がない複数の遺伝子が関与すると，それぞれの単一遺伝子疾患の症状が加わって現れ，**隣接遺伝子症候群**として捉えられる。一方，遺伝子量に影響する CNV でも，症状に関与しないこともある。

▶均衡型構造異常

　均衡型転座は成人 400 人につき 1 人（200 組の夫婦のうち 1 組）に認める。不育症の原因の約 10%（1/20）は，カップルのどちらかが持つ均衡型染色体構造異常である（図 10.2）。

転座
translocation

欠失
deletion

挿入
insertion

逆位
inversion

環状染色体
ring chromosome

同腕染色体
isochromosome

重複
duplication

コピー数変化
copy number variation（CNV）

新生変異
➡ **22** 単一遺伝子疾患⑤ 浸透率・新生変異

マイクロアレイ染色体検査
➡ **47** 染色体検査の手法② FISH とマイクロアレイ染色体検査

隣接遺伝子症候群
contiguous gene syndrome

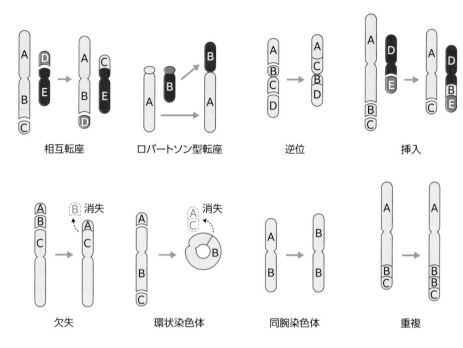

図 10.1　染色体の構造異常

相互転座　　ロバートソン型転座　　逆位　　挿入

欠失　　環状染色体　　同腕染色体　　重複

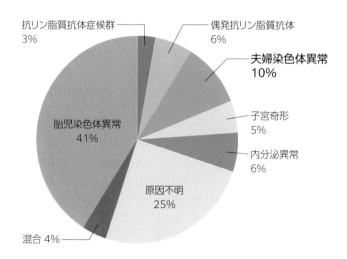

抗リン脂質抗体症候群
3%

偶発抗リン脂質抗体
6%

**夫婦染色体異常
10%**

胎児染色体異常
41%

子宮奇形
5%

内分泌異常
6%

原因不明
25%

混合 4%

図 10.2　不育症の原因の頻度

（数値は日本生殖医学会 web サイト http://www.jsrm.or.jp/public/funinsho_qa19.html より）

染色体疾患⑤ 転座

転座には**相互転座**と**ロバートソン型転座**の2つのタイプがある。

相互転座
reciprocal translocation

ロバートソン型転座
Robertsonian translocation

▶相互転座

相互転座（図11.1）では，染色体間で一部が入れ替わる。相互転座には，染色体の形態は変わるが，見かけ上コピー数に変化がない均衡型転座と，一部のコピー数に変化（部分トリソミー，部分モノソミー）をきたす不均衡型転座がある。不均衡型転座では不均衡となるコピー数に応じて症状が出現する。均衡型転座はコピー数に変化がなければ本人は症状が出ないが，子は不均衡型染色体異常となる可能性がある。羊水検査などで子に発見された均衡型転座は片親由来のこともあるが，両親は転座がない正常核型のこともある。両親の染色体が正常核型であれば，胎児は染色体検査では検出できない微小領域にコピー数変化を起こすこともあり，6～7%の確率で子の表現型に症状を持つ。

▶ロバートソン型転座

端部着糸型染色体であるD群（13～15番染色体）およびG群（21，22番染色体）の染色体のうち2本が短腕を失い，長腕同士が結合して1本の染色体を形成すると，ロバートソン型転座（図11.2）となる。ロバートソン型転座は全染色体数が45本となるが，失われる端部着糸型染色体の短腕には重要な遺伝子がないため表現型には影響せず，均衡型転座となる。しかし，細胞遺伝学的には変化しており，核型記載の際にder（derivative；派生）をつける。der（13;14）[1]がロバートソン型転座全体の3/4を占め，ついでder（14;21），der（21;21）が多く見られる。

[1] 13番染色体の長腕と14番染色体の長腕が結合の意味。rob（13;14）とも表記される。

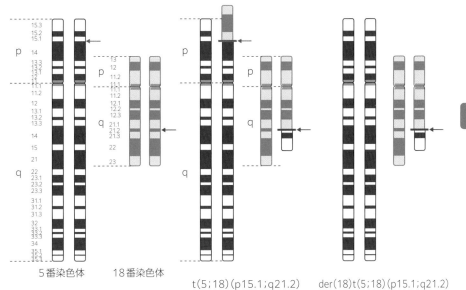

5番染色体　18番染色体

正常核型

t(5;18)(p15.1;q21.2)

均衡型転座

der(18)t(5;18)(p15.1;q21.2)

不均衡型転座

図 11.1　相互転座

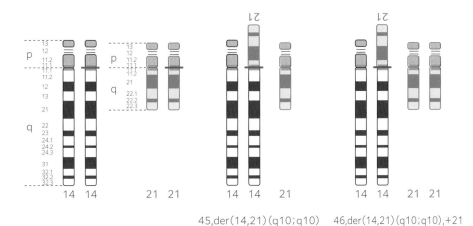

14　14　　21　21

正常核型

14　14　　21

45,der(14,21)(q10;q10)

均衡型

14　14　　21　21

46,der(14,21)(q10;q10),+21

不均衡型
転座型21トリソミー

図 11.2　ロバートソン型転座

11

染色体疾患⑤　転座

12 染色体疾患⑥ 構造異常の子への影響

▶症状のない均衡型転座保因者から子への影響がある

　症状のない均衡型転座の親から，症状を有する不均衡型転座の子を発生する可能性がある。不均衡型転座の子の表現型は，転座部位や領域により異なり幅もある。習慣流産，不育症の原因となることもある。

　均衡型転座保因者の配偶子形成時である第一減数分裂接合期には，転座染色体を含む4本の染色体の相同な部位を対合し，正常核型だと二価染色体のところ**四価染色体**を形成する。四価染色体がどのように分離するかは，転座を起こしている染色体および切断点によって異なり，**交互分離**のほか，隣接1型，隣接2型，3：1分離などが生じる。交互分離で生じた配偶子は正常核型や均衡型となる染色体構成となるが，**隣接分離**で生じた配偶子は一部重複・欠失のある不均衡となる染色体を生じる。

▶相互転座では

　均衡型転座保因者由来の配偶子が正常核型由来の配偶子と受精すると，部分トリソミー，部分モノソミーなどの不均衡型染色体を生じる以外に，片親と同じ均衡型転座や正常核型となる可能性もある（図12.1）。

▶ロバートソン型転座では

　ロバートソン型転座保因者では，2つの長腕同士が結合して1つの染色体を形成しているため，転座に関連する2種類の染色体の構成は3本となる。この3本は配偶子形成過程において，2：1分離をし，6通りの染色体構成を持つ配偶子が作られ，子に伝わる（図12.2）。

均衡型転座，不育症
➡ **10** 染色体疾患④　構造異常
　　──均衡型と不均衡型

四価染色体
tetravalent chromosome

交互分離
alternate segregation

隣接分離
adjacent segregation

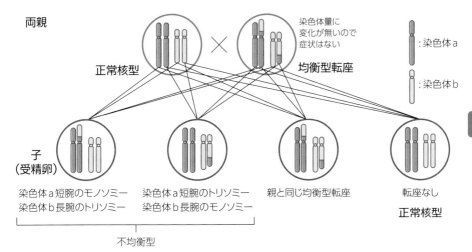

図 12.1　親の均衡型転座と子の核型

受精卵に不均衡型転座が起こると，染色体量の多少により症状が異なる。不均衡（コピー数変化）部分が多ければ流産，少なければ出生に至る。親の均衡型転座は繰り返す流産や不育症の原因になることもある。

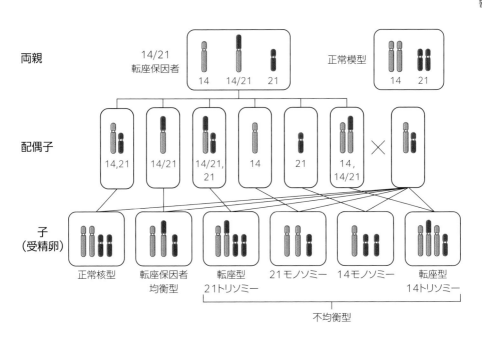

図 12.2　der（14;21）のロバートソン型転座の子への影響

表現型

▶表現型の幅は遺伝的異質性によっても生じる

　同一または類似の表現型が観察されていても，異なるさまざまな遺伝的機序，**遺伝的異質性**より生じることがある。遺伝的異質性には，アレル異質性，臨床的異質性・表現型異質性，座位異質性がある（表 13.1，図 13.1）。

　アレル異質性は，同じ遺伝子の別のバリアントにより表現度（例えば臓器や重症度）に違いが生じる現象である。例として，デュシュンヌ型とベッカー型筋ジストロフィーは同じ *DMD* 遺伝子が原因だが，重症度に違いがある。

　臨床的異質性・表現型異質性では，同じ遺伝子の別のバリアントが全く異なる表現型を生じ，別の疾患と判定される。

　座位異質性は，異なる遺伝子のバリアントにより同じ表現型が生じることを指す。これまで表現型（症状）が同一と考えられていた疾患が，実は異なる遺伝子が原因で発症していると判明することがある（例として，脊髄小脳変性症）。慢性肉芽腫症のように，複数ある原因遺伝子の座位が常染色体と X 染色体の双方に存在すると，遺伝子ごとに常染色体と X 連鎖といった異なる遺伝形式が混在する。

▶単一遺伝子疾患と同じ表現型でも，原因が遺伝子でないこともある

　単一遺伝子疾患と同じ症状（表現型）を呈していながら，その原因遺伝子の異常を持たない状態があり，これを**表現型模写**と呼ぶ。例えば，糖尿病患者の多くは環境要因も影響する多因子疾患であるが，一部は単一遺伝子疾患として発症する（図 13.1）。先天性難聴の原因は遺伝性難聴が約半数であり，先天性風疹症候群，サイトメガロウイルス感染などの環境要因によっても発症する。

遺伝的異質性
genetic heterogeneity

アレル異質性
allelic heterogeneity

アレル
➡ **15** 遺伝型と接合性——ホモ・ヘテロ，シス・トランス

臨床的異質性
clinical heterogeneity

表現型異質性
phenotypic heterogeneity

座位異質性
locus heterogeneity

表現型模写
phenocopy
表現型模写の 1 つの例として
➡ **5** 遺伝性疾患⑤ 小児期から成人期

表 13.1　さまざまな遺伝的異質性

異質性	遺伝型	表現型
アレル異質性	同じ遺伝子の別のバリアント	発現の仕方がさまざま
臨床的異質性・表現型異質性	同じ遺伝子の別のバリアント	まったく違う
座位異質性	異なる遺伝子のバリアント	同じ

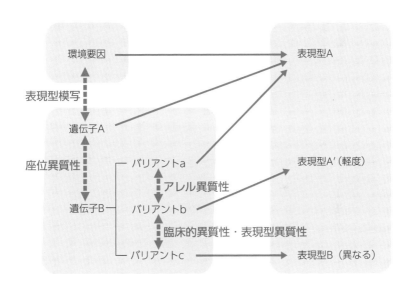

図 13.1　遺伝的異質性

14 モザイクとキメラ

▶個体の一部にゲノム異常が生じる混数性異常にはモザイクとキメラがある

　私たちの身体を形成する細胞（体細胞）が有するゲノム・染色体・遺伝子構成は通常，すべて同じである。1個体の身体中の細胞に2種類以上の異なる染色体構成あるいは遺伝子構成が見られる状態を混数性異常という。そのうち，同一の接合子に由来する場合を**モザイク**，異なる接合子に由来する場合を**キメラ**と呼ぶ（図14.1）。

　モザイク型（例えば，染色体疾患）は，受精卵における初期の細胞分裂の際に生じ，同一個体中で正常な染色体核型（正常核型）を持つ細胞と異常な染色体核型を持つ細胞とが共存する。モザイク型染色体異常の患者では，正常核型を有する細胞が含まれるため，モザイク型でない（標準型ともいう）患者と比較し症状が軽い傾向がある。

　キメラの例として，移植がある。例えば，骨髄移植後の血液細胞は最終的に100％が患者からドナーに変わるが，途中骨髄中にドナーと患者の細胞が混ざって存在する（混合キメラ）時期がある。

モザイク
mosaic

キメラ
chimera

モザイク

1つの受精卵由来で,個体の中で遺伝的に異なる細胞が混在すること

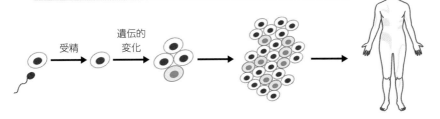

キメラ

2つ以上の受精卵由来で,個体の中で遺伝的に異なる細胞が混在すること

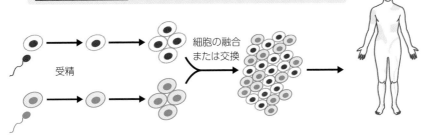

図 14.1　**モザイクとキメラ**

（戸田達史,　井上聡,　松本直通　監訳.　ヒトの分子遺伝学　第 5 版.　東京：メディカル・サイエンス・インターナショナル,　2021 の図 5.16 をもとに作成）

15 遺伝型と接合性
──ホモ・ヘテロ，シス・トランス

▶アレルと遺伝型

　遺伝子が存在する染色体上の部位を，**座位**（遺伝子座）という。座位にて，特定の対立形質に関わるそれぞれの配列を**アレル**（対立遺伝子）という（図 15.1）。常染色体では同じ座位には父方由来と母方由来の 2 つのコピーがある。このそれぞれをアレルと呼び，2 つのアレルの組み合わせを**遺伝型**（遺伝子型）という。片方の同じ（相同）染色体上に隣接するアレルの組み合わせが**ハプロタイプ**である。

座位（遺伝子座）
locus

アレル（対立遺伝子）
allele

遺伝型（遺伝子型）
genotype

ハプロタイプ
haplotype

▶遺伝型の分類──ホモ・ヘテロ・ヘミ

　常染色体の 1 座位にあるアレルをそれぞれ A と a とすると，**接合子**の遺伝型は，AA, aa という**ホモ接合**，Aa という**ヘテロ接合**の 3 種類となる。同じ原因遺伝子の異なる部位にバリアントがあると，各部位ではヘテロに有するように見えるが，同じ遺伝子内の両アレルにバリアントがある複合ヘテロ，すなわち**コンパウンドヘテロ接合**として区別される。男性では，X 染色体や Y 染色体はそれぞれ 1 本であり，これらの染色体に存在する遺伝子は対をなさないため，**ヘミ接合**と呼ぶ（図 15.2）。

接合子
zygote

ホモ接合
homozygous

ヘテロ接合
heterozygous

コンパウンドヘテロ接合
compound heterozygous

ヘミ接合
hemizygous

▶シス・トランス

　遺伝学的検査で，同じ遺伝子に病的バリアント（ヘテロ接合）が複数あっても，罹患者の検査ではそれぞれのバリアントの染色体での位置関係は不明である。すなわち，それぞれのバリアントが同一染色体に存在するか（**シス**），あるいは異なる染色体に存在するか（**トランス**，コンパウンドヘテロ接合）は罹患者だけの情報では不明で，罹患者の両親とともに解析すると（トリオ解析），由来が判明する（図 15.3）。

シス
cis

トランス
trans

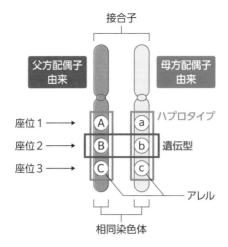

図 15.1　遺伝型とアレル

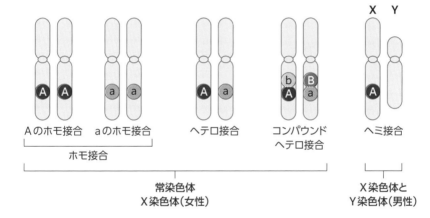

図 15.2　接合子における遺伝型

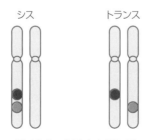

図 15.3　シスとトランス

メンデルの法則① 顕性の法則

▶ メンデルの法則とは

　生物が持つ特徴である形質は，ある規則性を持って子や孫に伝わり現れる。また，子に現れなかった形質が孫に現れることもある。1865 年にメンデルはエンドウのかけ合わせ（交配）を通して 7 対の同時に現れない対立形質から遺伝の規則性を発見した（**メンデルの法則**）。1 つの対立形質は 1 つの遺伝子によって担われている。メンデルの法則は，顕性の法則，分離の法則，独立の法則の 3 つからなり，ヒトでも適用される（表 16.1）。

メンデルの法則
Mendel's law

▶ 形質には顕れやすさの違いがある——顕性の法則

　同時に現れない異なる 2 つの形質の種子をかけ合わせた子（F_1）の世代に片方の形質が現れることを**顕性（優性）の法則**という（図 16.1）。F_1 に現れる形質を**顕性**（優性），現れない形質を**潜性**（劣性）という（表 16.2）。1 つの形質に対応する遺伝子の**アレル**をアルファベットの記号（例えば A）とすると，顕性アレルは大文字 A，潜性アレルは小文字 aと表し，アレルの組み合わせである遺伝型は AA（顕性ホモ），Aa（ヘテロ），aa（潜性ホモ）の 3 種類となる。顕性ホモ個体（AA）と潜性ホモ個体（aa）を交配した子（F_1）は Aaヘテロ個体となり，顕性（A）の形質のみが現れ，潜性（a）の形質が現れない（表 16.3）。このように顕性の法則は，遺伝型と表現型の対応に関する法則である。従来使われてきた優性，劣性という言葉は，この現象が遺伝子の優劣ではなく形質の発現の強さの違いであることがわかるように，顕性，潜性と言い換えられた。顕性の法則の例外は，ゲノムインプリンティングと，ABO 血液型の A と B の関係で見られる共顕性（共優性）である。

顕性（優性）の法則
law of dominance

顕性（優性）
dominant

潜性（劣性）
recessive

アレルと遺伝型
➡ **15** 遺伝型と接合性——ホモ・ヘテロ，シス・トランス

ゲノムインプリンティング
➡ **34** エピジェネティクス① エピジェネティクスとは？

表 16.1 メンデルの法則

法則名	関係性	例外
顕性（優性）の法則	遺伝型と表現型	ゲノムインプリンティング，共顕性
分離の法則	遺伝型とアレル	片親性ダイソミー（UPD）
独立の法則	複数の座位間	連鎖

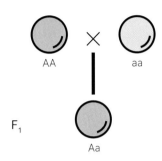

図 16.1 顕性の法則

表 16.2 メンデルが確認したエンドウの 7 対の対立形質

形質	顕性（A）	潜性（a）
①種子の形	丸	しわ
②子葉の色	黄色	緑色
③種皮の色	色のついた	白色
④さやの形	ふくれた	くびれた
⑤さやの色	緑色	黄色
⑥花のつき方	腋生	頂生
⑦茎の高さ	高い	低い

表 16.3 1 つの対立形質（子葉の色）での遺伝型

表現型（形質）	遺伝型	
黄色	AA	顕性ホモ接合
	Aa	ヘテロ接合
緑色	aa	潜性ホモ接合

メンデルの法則②
分離の法則と独立の法則

▶ 配偶子でアレルはどう分かれるか——分離の法則

　分離の法則は，個体において体細胞の遺伝型から形成される生殖細胞（配偶子）のアレルに関する法則である。個体のそれぞれの体細胞で遺伝型を構成する2つのアレルは，生殖細胞では減数分裂により片方のアレルを同じ確率で受け継ぐ。続いて，配偶子の接合（受精）によって生じた接合子（受精卵）では，精子・卵からそれぞれのアレルが組み合わされ，子の遺伝型を構成する。例えば，ヘテロ個体の遺伝型 Aa の配偶子は，A と a のどちらかを有するものがそれぞれ半数ずつ存在する。先の F_1 (Aa) ヘテロ個体同士を交配させた子（F_2）の受精卵の遺伝型とその比率は，AA：Aa：aa ＝ 1：2：1 となる。F_2 の表現型の割合は 3：1（AA ＋ Aa：aa）として現れる（図 17.1）。分離の法則で得られる，親の遺伝型から推定される次世代（子）の受精卵の遺伝型パターンや表現型，分離比は，配偶子のアレルを縦横に配置したマトリックス図（4分割図）を用いて説明すると理解しやすい（表 17.1）。分離の法則の例外として，片親性ダイソミーがある。

分離の法則
law of segregation

遺伝型，アレル
➡ ⑮ 遺伝型と接合性——ホモ・ヘテロ，シス・トランス

表現型
➡ ⑬ 表現型

片親性ダイソミー
➡ ㉕ 片親性ダイソミー

▶ 2つの遺伝子の多くは異なる染色体上にある——独立の法則

　独立の法則は複数の遺伝子間に関する法則である（図 17.2）。2つ以上の異なる対立形質に関する遺伝子（例えば，A と B）の多くは別の染色体の座位に存在するため，それぞれの遺伝子は独立して分離する。これが独立の法則である。独立の法則の例外として，2つの遺伝子が同じ染色体上に連なる連鎖がある。

独立の法則
law of independence

連鎖
linkage

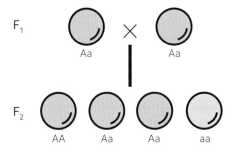

図 17.1 分離の法則——F₁ 同士の交配による F₂ 世代の形質

表 17.1 4 分割図

			片親（Aa）	
			配偶子	
			A（1/2）	a（1/2）
片親（Aa）	配偶子	A（1/2）	AA	Aa
		a（1/2）	Aa	aa

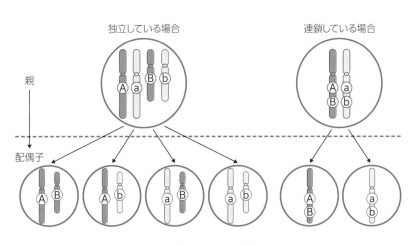

図 17.2 独立の法則

単一遺伝子疾患① 遺伝形式

▶単一遺伝子疾患の遺伝形式は 2 つの要因で決まる

単一遺伝子疾患の遺伝形式は 2 つの要因によって決まる（表 18.1）。

1 つ目は，遺伝子の座位，すなわち原因遺伝子が**常染色体**（1 ～ 22 番染色体）上，**性染色体**（X 染色体と Y 染色体）上，もしくはミトコンドリアゲノム上のいずれにあるかである。

2 つ目は，病的バリアント（変異）アレルと正常アレルの関係が，**顕性（優性）**か，あるいは**潜性（劣性）**かである。遺伝形式の違いにより，家系内の発症者の現れ方や発症リスクは異なる。

常染色体
autosome

性染色体
sex chromosome

常染色体・性染色体
➡**83**ゲノム② 染色体

病的バリアント
➡**50**バリアント③ 疾患との関わり

▶顕性・潜性とは？

顕性あるいは潜性は，病的バリアントアレルと表現型発現との関係から分けられる。顕性遺伝形式の場合は，病的バリアントアレルを一方の染色体（ヘテロ接合）のみ持つ場合でも表現型が現れる。A は病的バリアントアレル，a は正常アレルを示す。潜性遺伝形式の場合は，病的バリアントを両方の染色体（アレル）に持つ場合のみ表現型が現れる。A は正常アレル，a は病的バリアントアレルを示す。遺伝形式により病的バリアントアレルを表す記号の大文字・小文字が異なることに注意が必要である。

顕性（優性）
dominant

潜性（劣性）
recessive

アレル
➡**15**遺伝型と接合性——ホモ・ヘテロ，シス・トランス

表現型
➡**13**表現型

▶単一遺伝子疾患はどのくらいあるか

メンデルの法則に従う遺伝形式をとる疾患や遺伝子のカタログとして，1960 年代初期に Victor A. McKusick は MIM の編纂を始めた。年々登録数は増え，現在は web 上に公開されている（表 18.2）。

MIM
Mendelian Inheritance in Man

表 18.1　遺伝形式

		原因遺伝子の座位	
		常染色体	X 染色体
病的バリアントアレル	顕性（片方）	常染色体顕性遺伝	X 連鎖顕性遺伝
	潜性（両方）	常染色体潜性遺伝	X 連鎖潜性遺伝

表 18.2　メンデル形質数

	常染色体	X 連鎖性	Y 連鎖性	ミトコンドリア DNA	合計
表現型の記述があり，分子メカニズムが解明している #	6,410	387	5	34	6,836
遺伝子のみ ＊	16,390	770	51	37	17,248
原因遺伝子が未解明 ％	1,388	109	4	0	1,501
遺伝子と表現型 ＋	21	0	0	0	21
メンデル遺伝が推定される	1,635	100	3	0	1,738
合計	25,844	1,366	63	71	27,344

https://omim.org/statistics/entry より。2024 年 4 月 15 日現在

19 単一遺伝子疾患② ヘテロ接合体
——保因者・未発症者

病的バリアントをヘテロ接合で保持する人は，遺伝形式や発症との関連で，異なる名称で呼ばれる（図 19.1）。

▶保因者

保因者は，遺伝医療では現在および将来にわたって発症しない者（非発症保因者）を示し，常染色体潜性遺伝疾患や X 連鎖潜性遺伝疾患，染色体均衡型構造異常で認める。私たちは誰もが 10 以上の潜性遺伝疾患の病的バリアントをヘテロで有する保因者である。

同じキャリアという名称でも，感染症（伝染性病原体〔細菌・ウイルスなど〕の保菌者）では将来発症する可能性がある点から意味が異なる。遺伝医療の保因者（キャリア）でも，まれに発症することがある（**症状発現〔顕性〕キャリア**）。

遺伝医療での保因者は，自身は発症しなくても，子は罹患する可能性がある。非発症者の保因者診断は，発症しない本人にとっては健康管理に役立たないが，子を含めた家系内の再発率（リスク）を明らかにするために行われる。

保因者
carrier

症状発現キャリア（顕性キャリア）
manifesting carrier

保因者診断
➡ 56 遺伝学的検査② 非発症保因者診断

再発率（リスク）
➡ 77 遺伝性の評価③ 再発率（リスク）

▶未発症者

ヘテロ接合でも常染色体顕性遺伝疾患の病的バリアントを保持する人は，将来発症する可能性もあり保持者ともいわれる。遅発性の常染色体顕性遺伝疾患の病的バリアントを有し，発症に至らない者を**未発症者**という。顕性遺伝疾患の罹患者の第一度近親などで，この病的バリアントを受け継いでいる可能性がある未発症者を**アットリスク**と呼ぶ。患者で遺伝学的検査により病的バリアントが確定している場合，血縁者はその病的バリアント部位のみ（シングルサイト）を解析することで，発症前からの診断が技術的に可能となる。

未発症者
non-progressor

アットリスク
at risk

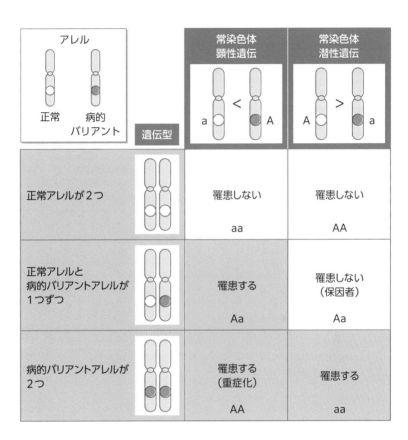

図 19.1　遺伝型と顕性・潜性

20 単一遺伝子疾患③ 検討する際に考慮されること

▶単一遺伝子疾患の特徴

　単一遺伝子疾患では，原因遺伝子・病的バリアントは生殖細胞系列であり，すべての細胞に存在するため，原因遺伝子の発現する複数の臓器に症状（合併症）が出現する傾向があり，症候群としても捉えられることがある。また，複数の臓器が関わる疾患では，原因が同じ遺伝子でも症状の出現（発病）時期や割合は臓器ごとに異なる。

　同じ疾患においても，原因遺伝子，遺伝型が違えば重症度，発症時期，表現型，予後が異なり（遺伝型・表現型相関），複数の病型を有することがある（表20.1）。

生殖細胞系列
➡ 42 ゲノムの変化が起こる時期
——生殖細胞系列と体細胞

遺伝型
➡ 15 遺伝型と接合性——ホモ・ヘテロ，シス・トランス

表現型
➡ 13 表現型

▶自然歴

　自然歴とは，ある疾患の患者が出生から成人へと成長し生命を全うするまでの期間における疾病の経過である。同じ遺伝子が原因の単一遺伝子疾患でも，症状が出現する年齢は症状，臓器，遺伝型で異なることがある。

　病型や遺伝型による自然歴として示されることがある（図20.1）。遺伝性疾患の自然歴では，その疾患について可能性の高い症状の平均出現時期，経過，予後などの見通しが含まれる。単一遺伝子疾患は一生にわたり症状が続くため，自然歴を見越して症状の早期発見，管理（サーベイランス）する目安が検討される。

自然歴
natural history

サーベイランス
➡ 31 がん④ 遺伝性腫瘍 (2)

表 20.1　単一遺伝子疾患を検討する際に考慮される事項

項目	内容
（1）疾患名	疾患名・病態名
（2）疫学的事項	有病率，罹患率，性比，人種差がある
（3）病態生理	分子遺伝学的発症機序（原因遺伝子）が明らかか
（4）疾患説明	自然歴（症状，発症年齢，合併症，生命予後など）が明らかか
（5）治療・予防	有無，効果，限界，副作用など
（6）遺伝学的事項	●遺伝形式 ●浸透率，新生変異率，性腺モザイクなどにより生じる確率 ●再発（確）率（同胞ならびに子）
（7）遺伝学的検査	●目的 ●解析遺伝子名 ●検査の方法（採取法，解析方法） ●診断が確定する確率（検出率） ●検査によりさらに詳しくわかること（遺伝型・表現型相関） ●結果の開示法 ●検査の情報に基づいた血縁者への検査
（8）社会資源情報	●医療費補助制度，社会福祉制度 ●患者・家族会・患者支援団体情報など

（日本医学会．医療における遺伝学的検査・診断に関するガイドライン（2022 年 3 月改定）の表 1 より抜粋）

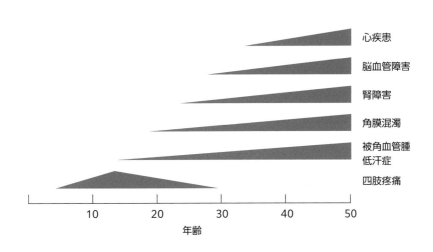

図 20.1　ファブリー病男性患者（古典型）の自然歴

21 単一遺伝子疾患④ 常染色体顕性遺伝

▶常染色体顕性遺伝形式

　　常染色体顕性（優性）**遺伝**では，片方のアレルに病的バリアントがあるヘテロ接合体 Aa で発症する。病的バリアントは正常（野生型）アレルより顕性であり，A は病的バリアントアレル，a は正常アレルとなる。病的バリアント A を両アレルに持つホモ接合 AA の人は，Aa の人よりも重症になることが多い。罹患者は性別に無関係で，性比は1:1である。罹患者（ヘテロ接合体 Aa）と非罹患者（aa）の間の子は，それぞれ 1/2 で病的バリアントアレルを受け継ぐため，各遺伝型の分離比は罹患者（Aa）と非罹患者（aa）で一般的には1:1となる（表21.1）。罹患者の片親は原則として罹患者であり，罹患者は世代から世代へと連続している。

常染色体顕性（優性）遺伝
autosomal dominant inheritance
(AD)

病的バリアント
➡ **50** バリアント③ 疾患との関わり

▶常染色体顕性遺伝形式の特徴

　　典型的な常染色体顕性遺伝の家系図の特徴として，どの世代にも罹患者（Aa）がおり，罹患者の片親は罹患していて世代の飛び越しがなく，罹患者は親・子・孫など世代から世代へと連続して各世代に発病者を認める（図21.1，浸透率が100%の場合）。顕性遺伝疾患は，成人発症する疾患が多い。

家系図
➡ **76** 遺伝性の評価② 家族歴，家系図

浸透率
➡ **22** 単一遺伝子疾患⑤ 浸透率・新生変異

表 21.1　常染色体顕性遺伝形式の 4 分割図

			片親（Aa）	
			配偶子	
			a（1/2）	A（1/2）
片親（aa）	配偶子	a（1/2）	aa	Aa
		a（1/2）	aa	Aa

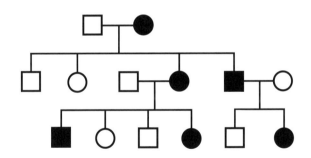

図 21.1　常染色体顕性遺伝形式の家系図の例

22 単一遺伝子疾患⑤ 浸透率・新生変異

▶ 病的バリアントを有していても発症しないことがある

　顕性遺伝形式では，ヘテロ接合体で表現型（症状）が現れないこと（**非浸透**）がある。そうすると，家系内で罹患者が世代を飛び越えて伝わっているように見えることがある。

　浸透率は，病的バリアントを有している者のうち，その病的バリアントの遺伝子が関与する疾患を発症している者の割合で示される（図 22.1）。浸透率は年齢依存性浸透率で示されることもある（図 22.2）。また，複数臓器が関係する顕性遺伝疾患では，それぞれの臓器ごとに発症時期（好発年齢）や発症率（浸透率）が異なることがあり，同一家系で同じ病的バリアントを有しても症状の程度（表現度）に違いがある。

非浸透
nonpenetrance

浸透率
penetrance

病的バリアント
➡ **50** バリアント③ 疾患との関わり

表現度
➡ **13** 表現型

▶ 病的バリアントは新たに生じることもある

　顕性遺伝形式では，家系内にほかに罹患者がいない**孤発例・散発例**として報告されることがある。

　孤発例の中には，患者の両親に病的バリアントが同定できない，**新生変異**で生じている場合がある。新生変異の患者の同胞内においては，再発リスクがないと推測されるが，子は原因遺伝子の遺伝形式に応じたリスクを有する。新生変異と判断されても，その後同胞が患者と判明し同一の病的バリアントが見い出され，**生殖細胞系列モザイク**（性腺モザイク）と判定されることがある。一方，生殖細胞系列モザイクの中には，片親に低頻度モザイクが同定されることもある。

　若年で発症し重症となる常染色体顕性遺伝疾患では，子孫を残すことが困難なため（生殖適応度が低い），病的バリアントはおもに新生変異により生じる（表 22.1）。顕性遺伝疾患では，父親の加齢により変異率が上昇する傾向がある（図 22.3）。

孤発例・散発例
sporadic case

新生変異
de novo mutation

生殖細胞系列モザイク（性腺モザイク）
germline mosaicism

モザイク
➡ **14** モザイクとキメラ

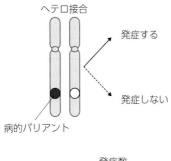

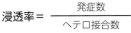

$$浸透率 = \frac{発症数}{ヘテロ接合数}$$

図 22.1　浸透率

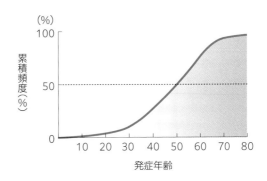

図 22.2　ハンチントン病における年齢依存性浸透率

表 22.1　適応度 0 の新生変異のため散発例として起こる疾患の例

疾患名	概要
骨発生不全症	早期致死性の四肢短縮型の骨異形成症
コルネリア デ ランゲ症候群	精神遅滞，小肢症，眉毛叢生症，その他の異常。*NIPBL* 遺伝子の変異によるものがある
骨形成不全症 II 型	周産期致死型，I 型コラーゲン（*COL1A1*，*COL1A2*）の異常による
致死性異形成症	早期致死性の骨異形成症。*FGFR3* 遺伝子の新生変異による

Nussbaum RL 著（福嶋義光監訳）：トンプソン＆トンプソン遺伝医学 第 2 版. メディカル・サイエンス・インターナショナル，2017 より

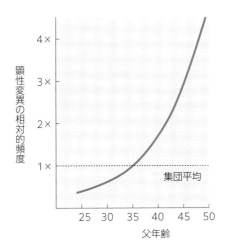

図 22.3
父年齢と精子の変異率の関係性

23 単一遺伝子疾患⑥ 表現促進

▶遺伝子内の反復配列の伸長によって表現促進が生じる

　常染色体顕性遺伝形式をとる神経疾患では，世代を経るごとに発症年齢が若年化し重症化する，**表現促進**が起こることがある。表現促進のメカニズムは，原因遺伝子内にあるトリプレットリピート（3塩基反復配列）数が次の世代への伝達時や体内での体細胞分裂時に伸長し，遺伝子産物（タンパク質・RNA）の**機能獲得**あるいは**機能喪失**が生じるためである（図23.1）。そのため，**トリプレットリピート病**と総称される。反復配列が伸長すると，発症年齢が若年化し，重症化する傾向がある（図23.2）。世代間での反復配列数の不安定性は，疾患によっては伸長した反復配列を有する親の性別による影響を受け，子の重症化に関連し，同じ家系内でも発症年齢や症状の差につながる（表23.1）。

▶CAG反復配列の伸長によるポリグルタミン病が多い

　トリプレットリピートの種類や原因遺伝子内での存在部位は，疾患により異なる。トリプレットリピート病を引き起こす代表的な反復塩基配列は翻訳領域のグルタミンをコードするCAGである。CAGが過伸長するトリプレットリピート病は，コードするポリグルタミンによる異常タンパク質が神経細胞の核内や細胞質内に蓄積し発症につながるため，**CAGリピート病**あるいは**ポリグルタミン病**とも呼ばれる。ポリグルタミン病には，ハンチントン病（HD），脊髄小脳変性症（SCA），歯状核赤核淡蒼球ルイ体萎縮症（DRPLA），マシャド・ジョセフ病（SCA3），球脊髄性筋萎縮症（SBMA）が知られる。トリプレットリピートが翻訳領域外にある疾患として，脆弱X症候群（FRAXA），筋強直性ジストロフィー1型（DM1），フリードライヒ運動失調症（FRDA）がある。

表現促進
anticipation

機能獲得
gain of function

機能喪失
loss of function

トリプレットリピート病
triplet repeat disease

CAGリピート病
CAG repeat disease

ポリグルタミン病
polyglutamine disease

ハンチントン病
Hunchington chorea（HD）

脊髄小脳変性症
spinocerebellar ataxia（SCA）

歯状核赤核淡蒼球ルイ体萎縮症
dentatorubropallidoluysial atrophy（DRPLA）

マシャド・ジョセフ病
Machado-Joseph disease（SCA3）

球脊髄性筋萎縮症
spinalbulbar muscular atrophy（SBMA）

脆弱X症候群
fragile X syndrome（FRAXA）

筋強直性ジストロフィー1型
myotonic dystrophy type 1（DM1）

フリードライヒ運動失調症
Friedreich ataxia（FRDA）

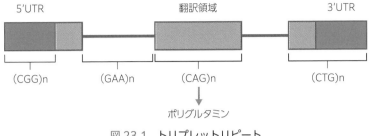

図 23.1　トリプレットリピート

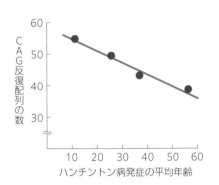

図 23.2　ハンチントン病の発症年齢と CAG 反復配列の数

表 23.1　トリプレットリピート病

疾患	遺伝子内での反復配列の局在	反復配列	反復回数（正常）	遺伝形式	重症型に影響する親
ハンチントン病（HD）	翻訳領域（ポリグルタミン病）	CAG	36 ~ 121（7 ~ 34）	AD	父親
脊髄小脳変性症 1 型（SCA1）			40 ~ 81（6 ~ 35）	AD	父親
脊髄小脳変性症 3 型（SCA3）（マシャド・ジョセフ病〔MJD〕）			53 ~ 84（12 ~ 44）	AD	父親
脊髄小脳変性症 6 型（SCA6）			20 ~ 33（4 ~ 18）		
歯状核赤核淡蒼球ルイ体萎縮症（DRPLA）			48 ~ 93（6 ~ 35）	AD	父親
球脊髄性筋萎縮症（SBMA）			38 以上（34 以下）	XR	
脆弱 X 症候群（FRAXA）	5′ 非翻訳領域	CGG	230 ~ 4,000（6 ~ 24）	XR	母親
筋強直性ジストロフィー 1 型（DM1）	3′ 非翻訳領域	CTG	50 ~ 2,000（5 ~ 35）	AD	母親

AD：常染色体顕性遺伝，XR：X 染色体潜性遺伝

24 単一遺伝子疾患⑦ 常染色体潜性遺伝

▶ 常染色体潜性遺伝形式

　常染色体潜性（劣性）遺伝では，病的バリアントアレルは正常アレルに対し潜性となる。A は正常アレル，a は病的バリアントアレルを表す。両アレルに病的バリアントを有する接合子 aa は罹患者となり，正常アレルがないため多くは小児期に発症する。性別に無関係で性比は 1：1 である。病的バリアントのヘテロ接合体 Aa は発症しない（非発症）保因者である。罹患者の両親は原則，ともに保因者である。罹患者の両親が保因者（Aa）である場合，分離比は，罹患者（aa）と非罹患者（Aa＋AA）で 1：3 であり，罹患者の同胞（兄弟・姉妹）は 1/4 で発症する可能性がある（表 24.1）。

常染色体潜性（劣性）遺伝
autosomal recessive inheritance
(AR)

病的バリアント
➡ **50** バリアント③ 疾患との関わり

ヘテロ接合体
➡ **19** 単一遺伝子疾患② ヘテロ接合体——保因者・未発症者

保因者
carrier

▶ 常染色体潜性遺伝形式の特徴

　常染色体潜性遺伝形式の家系図は，一般的に親・親と同じ世代あるいはその上の世代に罹患者はいない（図 24.1）。
　常染色体潜性遺伝の罹患者で認める同じ遺伝子の病的バリアントは，多くは原因遺伝子の異なる部位に存在する（コンパウンドヘテロ接合）。ホモ接合となるのは，両親が近親婚，あるいはアレル頻度が高いバリアントの場合がある。

家系図
➡ **76** 遺伝性の評価② 家族歴，家系図

コンパウンドヘテロ接合
➡ **15** 遺伝型と接合性——ホモ・ヘテロ，シス・トランス

▶ 近親婚

　近親婚とは，共通の祖先を持つ者同士の婚姻関係である。近親婚では遺伝情報の共有率が上がるため，同一の遺伝子にある病的バリアントを共有する割合が高く，常染色体潜性遺伝疾患の発生頻度が上昇する（表 24.2）。ヒト集団中には多数の潜性遺伝疾患遺伝子の病的バリアントが低頻度で含まれ，近親婚では潜性ホモ接合を有する子（患児）が産まれる確率（リスク）は非近親婚の子の場合と比べると上昇する。

近親婚
consanguineous marriage

リスク
➡ **77** 遺伝性の評価③ 再発率（リスク）

表 24.1　常染色体潜性遺伝形式の 4 分割図

			片親（Aa）	
			配偶子	
			A（1/2）	a（1/2）
片親（Aa）	配偶子	A（1/2）	AA	Aa
		a（1/2）	Aa	aa

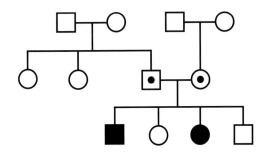

図 24.1　常染色体潜性遺伝形式の家系図の例

表 24.2　近親婚による常染色体潜性遺伝疾患のリスク上昇

変異（潜性）アレル頻度	保因者頻度	子が潜性ホモ接合を有する（患児となる）リスク		相対的リスク
		いとこ婚	非近親婚	
q	2pq	q/16	q^2	1/16q
0.01（1/100）	1/50	1/1,600	1/10,000	6.25
0.005（1/500）	1/250	1/3,200	1/400,000	12.5
0.001（1/1,000）	1/500	1/16,000	1/1,000,000	62.5

25 単一遺伝子疾患⑧ 片親性ダイソミー

▶片親性ダイソミー

　常染色体1対（2本，ダイソミー）の1本は父親に，もう1本は母親に，それぞれ由来する。**片親性ダイソミー（UPD）**は，1対の相同染色体が2本とも片方の親由来であり，他方からは受け継がない状態をいう。UPDには，片親の両方の染色体を受け継ぐ**ヘテロダイソミー**と，片親の片方を受け継ぐ**アイソダイソミー**がある（図25.1）。

▶片親性ダイソミーの発症機序

　片親性ダイソミーは，染色体不分離を修復するために生じた，（1）**トリソミーレスキュー**，（2）**配偶子補填**，（3）**モノソミーレスキュー**により成立する（図25.2）。

▶片親性ダイソミーの臨床的意義

　潜性遺伝形式疾患では，片親が保因者としても，病的バリアントを有する片親の染色体がアイソダイソミーになる子は，該当病的バリアントのホモ接合となり，発症する。片親は病的バリアントを有さないため，このカップルの次子（罹患者の同胞）へのリスクはない。**インプリンティング**を受けた染色体（領域）が片親性ダイソミーになるとその領域の遺伝子は機能しなくなり，臨床症状を生じる。

▶片親性ダイソミーを同定するには？

　片親性ダイソミーは，G分染法による染色体検査では決定できず，マイクロアレイ染色体検査で同定可能となる。アイソダイソミー領域は，ヘテロ接合ではなく片親由来のホモ接合となる。子と両親の塩基配列と比較して片親に子にないバリアントがあると片親性ダイソミーを示唆する。

片親性ダイソミー
uniparental disomy (UPD)

ヘテロダイソミー
heterodisomy

アイソダイソミー
isodisomy

染色体不分離
➡ **9** 染色体疾患③ 数的異常の発生メカニズム

トリソミーレスキュー
trisomy rescue

配偶子補填
gametic complementation

モノソミーレスキュー
monosomy rescue

インプリンティング（遺伝子刷り込み）
imprinting

インプリンティング
➡ **34** エピジェネティクス① エピジェネティクスとは？

マイクロアレイ染色体検査
➡ **47** 染色体検査の手法② FISHとマイクロアレイ染色体検査

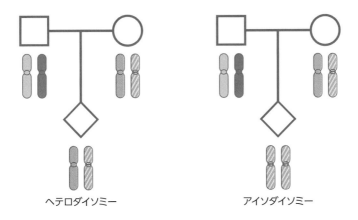

図 25.1　片親性ダイソミー（UPD）の2型——ヘテロダイソミーとアイソダイソミー

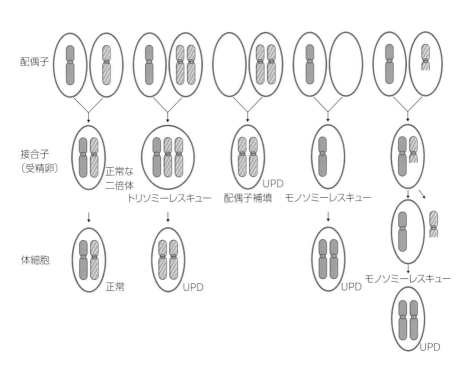

図 25.2　片親性ダイソミー（UPD）の成立メカニズム

26 単一遺伝子疾患⑨ 性染色体が関わる遺伝形式——X連鎖遺伝，Y連鎖遺伝

性染色体には，X染色体，Y染色体があり，それぞれ含まれる遺伝子，伝達形式が異なる。遺伝形式は伴性とまとめずX連鎖，Y連鎖と分けて扱うことが重要である（図26.1）。

▶X連鎖遺伝形式は原因遺伝子がX染色体上にある場合の遺伝形式である

X連鎖遺伝形式疾患の原因遺伝子は，X染色体上に存在する。X染色体が1本である男性が病的バリアントを有するとヘミ接合体となる。X連鎖遺伝形式疾患の発生は男性に顕著となる。

X染色体上のアレルはXA，Xaと記載する。遺伝型をヘテロで有する女性XAXaの罹患の有無により，顕性遺伝形式と潜性遺伝形式に分かれる。X連鎖顕性遺伝疾患では，男性罹患者（XAY）は生まれない（致死）ことがある。

X連鎖遺伝
X-linked inheritance

ヘミ接合体
hemizygote
➡️ **15** 遺伝型と接合性——ホモ・ヘテロ，シス・トランス

▶Y連鎖遺伝形式は原因遺伝子がY染色体上にある場合の遺伝形式である

Y連鎖遺伝形式をとる単一遺伝子疾患の原因遺伝子は，Y色体上に存在する。Y染色体は，男性特有の性染色体であり，X染色体に比べて短く，遺伝子の数も約80と少ない。造精機能に関連する「azoospermic-factor（AZF）領域」にある遺伝子群や，性別を男性に決定する遺伝子である *SRY*（Sex-determining region Y，Y染色体性決定領域遺伝子）がある。Y連鎖遺伝形式では発症を男性のみに認める点が常染色体顕性遺伝形式とは異なる（図26.1）。

Y連鎖遺伝
Y-linked inheritance

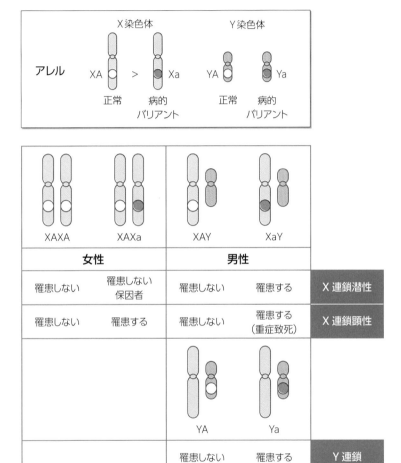

図 26.1　X 染色体, Y 染色体と X 連鎖遺伝, Y 連鎖遺伝

27 単一遺伝子疾患⑩ X連鎖潜性遺伝

▶X連鎖潜性遺伝形式

　X連鎖潜性（劣性）遺伝形式では，正常アレルが病的バリアントアレルより顕性となり，XAが正常（野生型）アレルを，Xaが病的バリアントアレルを表す。病的バリアントアレルXaを1本だけ持つ（ヘミ接合体）男性XaYが発症し，罹患者のほとんどが男性となる。

　症状のない保因者女性の息子（つまり，患者男性の孫）の半分が罹患する。また，男性罹患者（XaY，ヘミ接合体男性）から息子への病的バリアントの伝達はなく，患者男性の娘はすべてXAXaの保因者となる（表27.1）。

　家族歴では，罹患者は男性であり，両親は非罹患で，母方の血縁者に罹患者を認めることがある。すなわち，家系図では1世代おきに男性が発症するように見える（図27.1）。

X連鎖潜性（劣性）遺伝
X-linked recessive inheritance

病的バリアント
→**50** バリアント③ 疾患との関わり

ヘミ接合体
→**15** 遺伝型と接合性——ホモ・ヘテロ，シス・トランス

家系図
→**76** 遺伝性の評価② 家族歴，家系図

▶X連鎖潜性遺伝形式の女性患者

　X連鎖潜性遺伝疾患では女性罹患者が発生することがあり，その原因として次の4通りが考えられる。

①病的バリアントアレルホモ接合体（XaXa）

②不均衡な（偏りのある）X染色体不活性化：X連鎖潜性遺伝疾患のヘテロ接合体女性はXAXaで通常は罹患していないが，正常アレルXAが機能している細胞の方が極端に少なくなり発症することがある（**症状発現〔顕性〕ヘテロ接合体**）

③病的バリアントアレルXaのみ持つ：X染色体が1本であるターナー症候群（45,X）との合併

④X-常染色体転座：XAのあるX染色体と常染色体との間で転座が起こると，転座のない正常なX染色体に比べ，転座のあるX染色体が選択的に不活性化される

症状発現〔顕性〕ヘテロ接合体
manifesting heterozygote

表 27.1　X 連鎖潜性遺伝の 4 分割図

(1) 母親が保因者女性の場合

			父親（XAY）	
			配偶子	
			XA（1/2）	Y（1/2）
母親（XAXa）	配偶子	XA（1/2）	XAXA	XAY
		Xa（1/2）	XAXa	XaY

(2) 父親が患者男性の場合

			父親（XaY）	
			配偶子	
			Xa（1/2）	Y（1/2）
母親（XAXA）	配偶子	XA（1/2）	XAXa	XAY
		XA（1/2）	XAXa	XAY

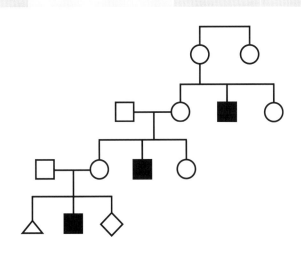

図 27.1　X 連鎖潜性遺伝の家系図の例

がん① がんと遺伝子

がんは遺伝子の病気——多くは体細胞変異

　日本人は一生のうち 2 人に 1 人ががんを罹患する。がんは遺伝子が変化して起こる病気といわれる。大部分のがんに生じる遺伝子の変化は年齢を重ねるにつれてさまざまな原因で後天的に生じるもの（**体細胞バリアント**）で，がんは**体細胞遺伝病**である（図 28.1）。したがって，大部分のがんの原因は親から子に継承（遺伝）しない。一部には，遺伝子の変化を生まれつき有している疾患（遺伝性腫瘍）もある。

がん関連遺伝子には 3 種類ある

　がん関連遺伝子は，がんの発生に関係する遺伝子の総称である。がん関連遺伝子は，**原がん遺伝子**と**がん抑制遺伝子**，**DNA 修復遺伝子**の 3 種類に分けられる（表 28.1）。がん関連遺伝子の機能を車の部品に例えると，原がん遺伝子はアクセル，がん抑制遺伝子はブレーキ，DNA 修復機構はメンテナンスとなる。それぞれの関連遺伝子が変化をきたすと，車は暴走，がん化が起こる。

がん細胞ではがん関連遺伝子以外にもさまざまな遺伝子に変化を生じる

　がん細胞の遺伝子変化は，がん発生に関連する本物の異常（ドライバー遺伝子）と，直接関係しない背景（パッセンジャー遺伝子）の変化とに区別する（図 28.2）。がんの発生・進展において直接的な役割を果たす遺伝子がドライバー遺伝子であり，がん遺伝子・がん抑制遺伝子が該当する。がん関連遺伝子の中でも，細胞増殖を直接制御する遺伝子（ゲートキーパー遺伝子）と DNA の損傷修復や DNA 複製の精度管理を担う遺伝子（ケアテイカー遺伝子）に分けることもある。

遺伝性疾患
➡ **1** 遺伝性疾患① 遺伝性疾患とは？

体細胞バリアント
somatic variant
➡ **42** ゲノムの変化が起こる時期
——生殖細胞系列と体細胞

体細胞遺伝病
somatic cell disease

遺伝性腫瘍
➡ **30** がん③ 遺伝性腫瘍 (1)

がん関連遺伝子
cancer–critical gene

原がん遺伝子
proto–oncogene

がん抑制遺伝子
tumor suppressor gene

DNA 修復遺伝子
DNA repair gene

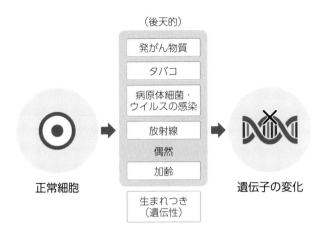

図 28.1　がんにおける遺伝子の変化

表 28.1　がん関連遺伝子の比較

がん関連遺伝子	イメージ	アレルの変化	変化による機能	関連用語
原がん遺伝子	アクセル	1回	機能獲得（活性化）⇒がん遺伝子	ドライバー遺伝子, ゲートキーパー遺伝子
がん抑制遺伝子	ブレーキ	2回	機能喪失	
DNA修復遺伝子	メンテナンス	2回	機能喪失	ケアテイカー遺伝子

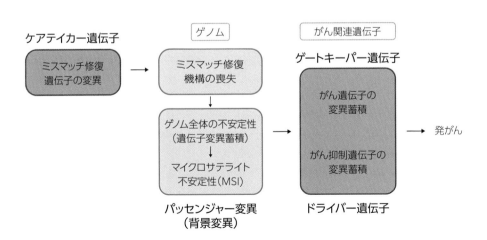

図 28.2　がん関連遺伝子の関連

29 がん② それぞれのがん関連遺伝子

▶原がん遺伝子は機能獲得してがん化に関わる

　原がん遺伝子の多くは正常のヒトにも存在し，細胞の増殖や分化に関わる。原がん遺伝子に変化が起こると機能獲得（活性化）し（**がん遺伝子**），細胞を増殖させるアクセルが踏まれたままの状態になり，細胞をがん化に進める。

がん遺伝子
oncogene

▶がん抑制遺伝子は機能喪失してがん化に関わる

　ほとんどのがんは，がん抑制遺伝子が変化によりその機能を失い，進行する。がん抑制遺伝子は原因遺伝子の両方のアレルの機能が欠損（2ヒット）して（**体細胞バリアント**）初めてがん抑制遺伝子の機能を失い，がん化を誘発する（**2ヒット説**，図29.1）。体細胞バリアントはあくまでがん細胞に限局して生じ，変化はがん組織の正常な細胞や，他の体細胞（例えば白血球），患者の配偶子にも認めない。

体細胞バリアント
somatic variant
➡**42** ゲノムの変化が起こる時期
　──生殖細胞系列と体細胞

2ヒット説
two−hit hypothesis

▶DNAミスマッチ修復遺伝子はDNA修復ができなくなりがん化に関わる

　DNAミスマッチ修復遺伝子の機能を喪失すると，複製時にゲノム全体に生じる変化の修復ができにくく，繰り返し配列であるマイクロサテライト領域が細胞間で不安定になる**マイクロサテライト不安定性（MSI）**が生じる。

DNA修復
➡**53** DNA損傷・修復

マイクロサテライト不安定性
microsatellite instability（MSI）

▶多段階発がん──複数の遺伝子が関わる

　がんは複数の遺伝子の変化が段階的に蓄積する**多段階発がん**で発症する（図29.2）。例えば，大腸がんにおけるゲノムの変化は，**染色体不安定性**と，ゲノム上のMSIの2つに分かれる。MSIタイプの大腸がんでは，DNA塩基に変化はないメチル化も関与している。

多段階発がん
multistage carcinogenesis

染色体不安定性
chromosomal instability（CIN）

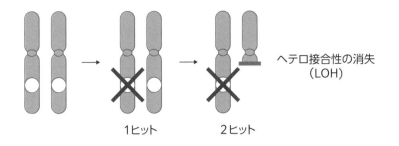

図 29.1　がん抑制遺伝子における 2 ヒット説

LOH：loss of heterozygosity

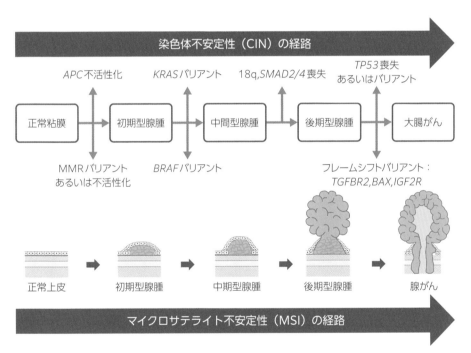

図 29.2　大腸がんにおける多段階発がんに関わる遺伝子

30 がん③ 遺伝性腫瘍 (1)

▶ 家族性腫瘍は必ずしも遺伝ではない

家族歴を聴取すると, 家系内にある特定の臓器のがんを複数認める場合がある。このような家系内集積があるがん (腫瘍) は**家族性腫瘍**と呼ばれる。家族性腫瘍の中には, 頻度が高いがん種であったり, 家族内での類似の環境曝露によりがんが多発する場合もあり, 必ずしも遺伝性とは限らない。

▶ 遺伝性腫瘍——体細胞遺伝病ではないがん

遺伝性腫瘍は受精卵の時点でがん関連遺伝子に病的バリアントが存在するため, 全身のすべての細胞に同じバリアントを有する。遺伝性腫瘍では, 生殖細胞系列の病的バリアントが片親から血縁者に継承されうる。一方, 病的バリアントが新生変異で生じ (*de novo*), 両親に認めないこともある。

▶ 遺伝性腫瘍では 1 回の遺伝子変化でがんが発症する

遺伝性腫瘍の多くの原因はがん抑制遺伝子であり, がん細胞では両アレルに病的バリアントを認める。多くのがん患者のがん抑制遺伝子の変化は両アレルとも後天的に生じる (図30.1)。

一方, 遺伝性腫瘍では, 受精卵のときにがん抑制遺伝子の片方 (ヘテロ) のアレルがすべての細胞で変化し (**生殖細胞系列バリアント**), 多くは常染色体顕性遺伝形式を示す。さらに, 原因遺伝子の関連する臓器のもう片方の正常アレルに後天的に偶然「1 ヒット」の変化が起こり, がんを発症する (図 30.1)。遺伝性腫瘍の臨床的特徴として, ①家系内集積性に加えて, ②若年発症, ③多重がん, ④両側性がんがある (表 30.1)。一方, 2 ヒット目のバリアントが特定の臓器に生じなければ関連するがんを発症せず, 生涯発症しない。

家族歴聴取
➡ **76** 遺伝性の評価② 家族歴, 家系図

家族性腫瘍
familial tumor

遺伝性腫瘍
hereditary tumor

がん関連遺伝子
➡ **29** がん② それぞれのがん関連遺伝子

生殖細胞系列
➡ **42** ゲノムの変化が起こる時期——生殖細胞系列と体細胞

新生変異
➡ **22** 単一遺伝子疾患⑤ 浸透率・新生変異

アレル
➡ **15** 遺伝型と接合性——ホモ・ヘテロ, シス・トランス

生殖細胞系列バリアント
germline variant
➡ **42** ゲノムの変化が起こる時期——生殖細胞系列と体細胞

常染色体顕性遺伝
➡ **21** 単一遺伝子疾患④ 常染色体顕性遺伝

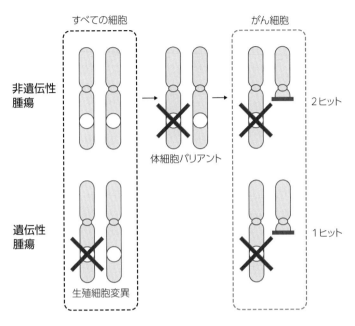

図 30.1　遺伝性腫瘍のメカニズム

表 30.1　遺伝性腫瘍の特徴

1. 家族集積性	家系内，特に第一度近親（親・子・同胞）に関連腫瘍患者がいる
2. 若年発症	一般のがんよりも若くしてがんになりやすい
3. 多重がん	同一個体で1つの臓器にいくつものがんが生じる，複数の臓器に別々にがんが発生する
4. 両側性がん	両側に1つずつある臓器（例えば，乳腺，卵巣，腎臓，副腎など）では両方ががんになってしまう

がん④ 遺伝性腫瘍 (2)

▶遺伝性腫瘍は原因遺伝子により発症しやすい臓器が異なる

　遺伝性腫瘍の原因遺伝子が複数の臓器に発現すると，他の臓器に比べて関連する臓器に多重にがんが発症しやすい（表31.1）。また，がんの発症時期は，臓器や原因遺伝子によっても異なる（図31.1）。

　同じ遺伝子に変化を有していても，後天的に「1ヒット」が生じる臓器は異なるため，同じ家系でも血縁者間でがんの発症部位はそれぞれ異なることもある。病的バリアントを有していても発症していない人もいるため，家系内でほかにがん患者がいない孤発例でも遺伝性腫瘍は否定できない。遺伝性腫瘍を疑う際の家族歴聴取では，発症年齢とともに腫瘍を発症した部位を広く聴取することが重要である。

　遺伝性腫瘍に関連する遺伝子は複数あり，家族歴などから遺伝性腫瘍が疑われる家系では特定の遺伝子が陰性でも遺伝性腫瘍は否定できないことがある。遺伝性腫瘍を診断するには，関連する原因遺伝子を網羅的に解析する遺伝性腫瘍多遺伝子パネル検査も有用となる。

▶遺伝性腫瘍ではサーベイランスが有用である

　遺伝性腫瘍では，若年から複数の特定臓器への腫瘍を生じやすくなる傾向がある。がんを発症しやすい臓器に対して早期から年齢に応じた**サーベイランス**（一般のがん検診とは異なる定期検診）を行うことは，罹患者にとっても，新たな腫瘍の早期発見，予防，早期治療に役立つ。遺伝性腫瘍の家系では，がんを発症していない（未発症の）血縁者に向けての遺伝性腫瘍の健康管理も有用となる。

遺伝性腫瘍
hereditary tumor

家族歴聴取
➡ **76** 遺伝性の評価② 家族歴，家系図

多遺伝子パネル検査
➡ **45** 遺伝子関連検査の手法② 次世代シークエンサー (NGS)

サーベイランス
surveillance

表 31.1 主たる遺伝性腫瘍

疾患名	おもな腫瘍発生臓器	遺伝形式	遺伝子	がん関連遺伝子としての分類
遺伝性乳がん卵巣がん（HBOC）	乳がん，卵巣がん，前立腺がん，膵がん	AD	BRCA1, BRCA2	がん抑制遺伝子
リ・フラウメニ症候群	乳がん，骨軟部肉腫，副腎皮質がん，脳腫瘍，白血病	AD	TP53	がん抑制遺伝子
リンチ症候群	大腸がん，子宮内膜がん，胃がん	AD	MSH2, MLH1, PMS2, MSH6	ミスマッチ修復遺伝子
家族性大腸腺腫症	大腸腫瘍，胃・小腸ポリープ，軟部腫瘍	AD	APC	がん抑制遺伝子
MYH 関連ポリポーシス	大腸腫瘍	AR	MYH	
若年性ポリポーシス	消化管ポリープ	AD	SMAD4, BMPR1A	
ポイツ・イェーガース症候群	消化管ポリープ（過誤腫，消化管がん，乳がん，子宮がん	AD	STK11	がん抑制遺伝子
PTEN 過誤腫症候群	消化管ポリープ，甲状腺腫瘍，乳がん，子宮内膜がん	AD	PTEN	がん抑制遺伝子
フォン ヒッペル・リンダウ病	中枢神経・網膜血管芽腫，腎がん，褐色細胞腫	AD	VHL	がん抑制遺伝子
網膜芽細胞腫	網膜芽細胞腫，骨肉腫，軟部肉腫，乳がん	AD	RB1	がん抑制遺伝子
神経線維腫症 2 型	前庭神経鞘腫，脊髄腫瘍，髄膜腫	AD	NF2	がん抑制遺伝子
結節性硬化症	中枢神経腫瘍，腎血管筋脂肪腫，肺リンパ脈管筋腫症	AD	TSC1, TSC2	がん抑制遺伝子
遺伝性パラガングリオーマ	頭頸部パラガングリオーマ，褐色細胞腫	AD	SDHD, SDHAF2, SDHC, SDHB	
多発性内分泌腫瘍症 1 型	副甲状腺過形成，膵内分泌腫瘍，下垂体腫瘍	AD	MEN1	がん抑制遺伝子
多発性内分泌腫瘍症 2 型	甲状腺髄様がん，褐色細胞腫	AD	RET	がん原遺伝子
家族性甲状腺髄様がん	甲状腺髄様がん	AD	RET	がん原遺伝子

AD：常染色体顕性遺伝，AR：常染色体潜性遺伝

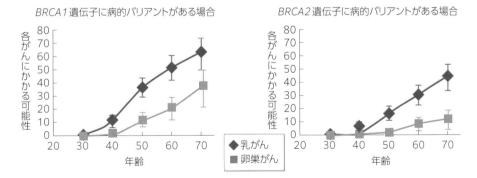

BRCA1遺伝子に病的バリアントがある場合　　BRCA2遺伝子に病的バリアントがある場合

（縦軸）各がんにかかる可能性　（横軸）年齢

◆乳がん　■卵巣がん

図 31.1　BRCA1/2 遺伝子により各年代までに乳がん/卵巣がんを発症する確率

（Antoniou A et al. Average risks of breast and ovarian cancer associated with BRCA1 or BRCA2 mutations detected in case Series unselected for family history: a combined analysis of 22 studies. Am J Hum Genet. 2003; 72(5):1117-1130 より）

32 ミトコンドリア① ミトコンドリア病

▶ミトコンドリア病はミトコンドリアの機能低下が原因で発症する疾患の総称である

　ミトコンドリア病は，細胞小器官であるミトコンドリアの機能の低下が原因で発症する疾患の総称である。ミトコンドリア病における機能異常の主体は有酸素性エネルギー産生の低下で，嫌気性解糖系代謝が優位になるため，乳酸/ピルビン酸比が上昇することが多い。ミトコンドリア病による病態は従来エネルギー依存度の高い中枢神経系・骨格筋が主体と考えられていたが，単独の臓器のみのこともある。いかなる症状，いかなる臓器・組織，いかなる年齢でも発病しうる，多様な表現型が現れるのがミトコンドリア病である。

ミトコンドリア病
mitochondrial metabolism disorder

▶ミトコンドリア病の原因には核 DNA とミトコンドリア DNA がある

　ミトコンドリアの機能を低下させる原因として，ミトコンドリアを構成するタンパク質を合成する遺伝子のバリアントにより異常をきたす場合と，二次的に薬物の副作用で起こる場合がある（図 32.1）。ミトコンドリア内に存在するタンパク質の大部分は核 DNA 上の遺伝子の産物であるが，ミトコンドリアマトリックスに含まれる DNA（ミトコンドリア DNA：mtDNA）による遺伝子産物もある（表 32.1）。核 DNA に生じたバリアントによるミトコンドリア病は単一遺伝子疾患に準じる。

単一遺伝子疾患
➡ 18 単一遺伝子疾患① 遺伝形式

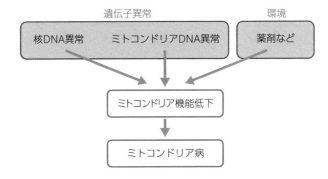

図 32.1　ミトコンドリア病の病態と原因

表 32.1　核 DNA とミトコンドリア DNA

	核 DNA	ミトコンドリア DNA（mtDNA）
1 細胞の個数	核に 1 対（2 コピー）	● ミトコンドリア：100 個から 2,000 個／細胞 ● ミトコンドリア DNA：複数／ミトコンドリア ➡多コピー
遺伝子数	約 21,000	13（tRNA と rRNA を合わせると 37）
塩基数	60 億塩基対	16,000 塩基対
塩基置換速度		核 DNA の 5 〜 10 倍（易変異性）
DNA 修復機能	あり	なし
遺伝形式	単一遺伝子疾患 （メンデルの法則）	母系遺伝

ミトコンドリア②
ミトコンドリア遺伝病

▶ミトコンドリア DNA に生じたバリアントには独特の特徴がある

　mtDNA に生じたバリアントによる遺伝形式は，①ホモプラスミーとヘテロプラスミー，②母系遺伝，③複製分離という 3 つの特徴を有する。

　ミトコンドリアは 1 細胞あたり 100 ～ 2,000 個程度（多コピー）含まれ，さらに 1 個のミトコンドリア内には正常 mtDNA と異常 mtDNA が混在する**ヘテロプラスミー**の状態である（図 33.1）。異常 mtDNA の割合が一定以上になると，ミトコンドリアの機能が低下し表現型が現れ発症する（閾値効果）。一部の mtDNA に異常があっても細胞の機能に影響せず，発症しないことも多い。

ヘテロプラスミー
heteroplasmy

▶ミトコンドリア遺伝病は母系遺伝形式をとる

　mtDNA はすべて母由来であり，バリアントは**母系遺伝**の形式で受け継がれる（図 33.2）。また，mtDNA は塩基置換を生じやすく，バリアントは体細胞バリアントとしても獲得されうる。

母系遺伝
maternal inheritance

　個々のミトコンドリア内にある複数コピーの mtDNA は細胞分裂により複製した後，新たにできたミトコンドリアにランダムに分配され，さらにミトコンドリアは娘細胞にランダムに分布する**複製分離**が起こるため，同一個体でも細胞や組織により異常 mtDNA の割合（変異率）が異なる。

複製分離
replicative segregation

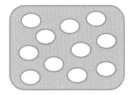

正常ホモプラスミー　　　　ヘテロプラスミー　　　　変異ホモプラスミー
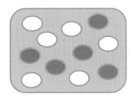
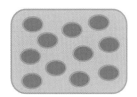

図 33.1　ヘテロプラスミー

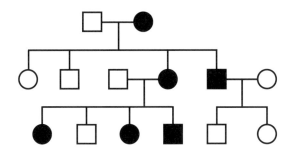

図 33.2　母系遺伝の家系図

34 エピジェネティクス①
エピジェネティクスとは？

▶エピジェネティクスの１つがインプリンティング

　DNA の配列情報によらない遺伝子発現調節機構が**エピジェネティクス**である。エピジェネティクスの機構としては，DNA メチル化，ヒストンタンパク質の修飾，そしてノンコーディング RNA によりタンパク質合成が生後も変化し，発生や老化のような生理現象やときに疾患にも関連する（図 34.1）。

　常染色体上にある遺伝子は，それぞれの細胞で，いずれの親に由来するか，つまり男女の由来を区別することなく等価に遺伝子が発現する。しかし，一部の遺伝子は父由来か母由来かを区別して遺伝子が発現する**インプリンティング遺伝子**であり，**ゲノムインプリンティング**（遺伝子刷り込み）が起こる。

▶インプリンティング遺伝子

　インプリンティングを受ける遺伝子は子世代において，どちらの親に由来したのかに依存する，アレル間で不等価な発現を認める（図 34.2）。すなわち，父性インプリンティング遺伝子は，父由来アレルの不活性化により父由来遺伝子が発現せず，母由来の遺伝子が発現（母性発現）する。ゲノムインプリンティングの実体は DNA のメチル化による転写調節であり，インプリンティングを受ける遺伝子では父由来・母由来アレルの間にメチル化状態の差を認める。

エピジェネティクス
epigenetics

遺伝子発現
➡ **88** 遺伝子の発現① セントラルドグマ

インプリンティング遺伝子
imprinted gene

ゲノムインプリンティング
（遺伝子刷り込み）
genome imprinting

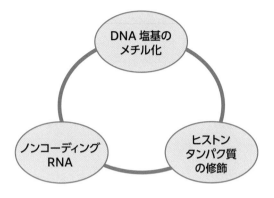

図 34.1　エピジェネティクスに関与する 3 要素

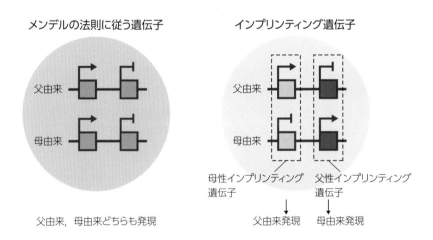

図 34.2　インプリンティング遺伝子

メンデルの法則に従う遺伝子

父由来

母由来

父由来，母由来どちらも発現

インプリンティング遺伝子

父由来

母由来

母性インプリンティング　父性インプリンティング
遺伝子　　　　　　　　　遺伝子

父由来発現　　　母由来発現

35 エピジェネティクス②
インプリンティング疾患

▶インプリンティング疾患——原因がインプリンティング遺伝子である疾患

疾患原因がインプリンティング遺伝子の場合，異常遺伝子を父親・母親のどちらから受け継いだのかによって，疾患を発症するかどうかが異なる。インプリンティング遺伝子が原因である疾患は，インプリンティング疾患と呼ばれる（表35.1）。機能不全を生じる親由来は遺伝子により決まっている。

▶インプリンティング疾患を生じる原因はさまざまある

ともに 15q11–13 領域にそれぞれ原因遺伝子がある**プラダー・ウィリ症候群**（PWS）（*SNRPN/SNRUF* 遺伝子）と**アンジェルマン症候群**（AS）（*UBE3A* 遺伝子）がある。PWS は，父方アレルが機能不全となり発症する。一方，AS は母方アレルの機能不全の結果，発症する。アレルの機能不全の原因は欠失・重複，インプリンティング遺伝子の病的バリアント，片親性ダイソミー（UPD），メチル化異常（エピ変異）とさまざまあり，原因により家系内リスク（再発率）も異なる（図 35.1）。

プラダー・ウィリ症候群
Prader–Willi syndrome（PWS）

アンジェルマン症候群
Angelman syndrome（AS）

片親性ダイソミー
➡ 25 単一遺伝子疾患⑧ 片親性ダイソミー

表 35.1　インプリンティング疾患

疾患名	疾患座位	機能不全 （発現消失）	インプリンティング 遺伝子	片親性ダイソミー （UPD）
新生児一過性糖尿病 1型	6q24	母方アレル	PLAGL1, HYMA1	父
ベックウィズ・ ヴィーデマン症候群	11p15.5	母方アレル	H19, IGF2；CDKN1C, KCNQ1, KCNQ10T1	父
シルバー・ラッセル 症候群	11p15.5	父方アレル	H19, IGF2	母
鏡・緒方症候群	14q32.2	母方アレル	RTL1, MEG	父
テンプル症候群	14q32.2	父方アレル	DLK1, RTL1, DIO3； GTL2, MEG3, MEG8, RTL1as	母
アンジェルマン症候 群	15q11-q13	母方アレル	UBE3A	父
プラダー・ウィリ症 候群	15q11-q13	父方アレル	MKRN3, MAGEL2, NDN, SNRPN	母
偽性副甲状腺機能低 下症 1b 型	20q13.32	母方アレル	GNAS, STX	父

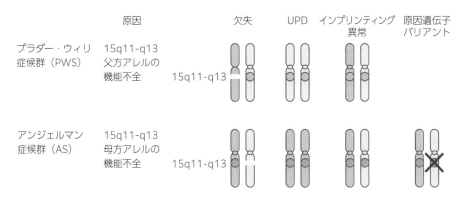

図 35.1　15q11-q13 領域にあるインプリンティング遺伝子の異常で起こる疾患

36 多因子疾患

▶ありふれた疾患はほとんどが多因子疾患である

多因子疾患では，遺伝要因だけでなく生活習慣などのさまざまな環境要因が関わる遺伝性疾患である。生活習慣病をはじめ有病率の高いありふれた疾患のほとんどは多因子疾患（複合疾患とも呼ばれる）に属する。

多因子疾患は，同一家系内で易罹患性に関わる遺伝要因（易罹患性遺伝子，感受性遺伝子）と疾患発症に関わる環境要因を共有することから，家族集積する傾向（家族集積性），すなわち同一家系内で再発することが多い。

▶多因子疾患は遺伝要因と環境要因の和が閾値を超えると発症する

1つの多因子疾患に関連するバリアントは数十〜数百個にも及び，多くは**コモンバリアント**である（図 36.1）。コモンバリアントは集団におけるアレル頻度が高い反面，1つ1つのバリアントが疾患に及ぼす影響力はとても小さい。

同じ多因子疾患でも人により遺伝要因の関与は異なる。易罹患性は正規分布する量的形質により規定され，ある境界（閾値）を超えたときに発症する（図 36.2）。多因子疾患は，遺伝要因となる易罹患性遺伝子を多く有していても発症するとは限らず，生活習慣などの環境要因をコントロールすることにより，発症を予防できる可能性がある。

▶個人の多因子疾患の疾患リスクを予測——ポリジェニックリスクスコア

個人が持つ，特定の多因子疾患の発症リスクを高める遺伝子バリアントをスコア化して病気の発症や進展を予測する**ポリジェニックリスクスコア**が注目されている。

多因子疾患
multifactorial disorder

遺伝性疾患
➡ ① 遺伝性疾患① 遺伝性疾患とは？

ありふれた疾患
common disease

複合疾患
complex disease

感受性遺伝子
susceptibility gene
➡ ⑥⓪ 遺伝学的検査⑥ 疾患感受性検査

コモンバリアント
common variant
➡ ⑤① バリアント④ アレル頻度と VAF

ポリジェニックリスクスコア
polygenic risk score (PRS)

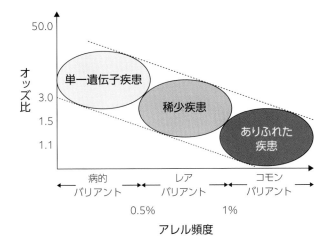

図 36.1　バリアント頻度と遺伝性疾患の関連

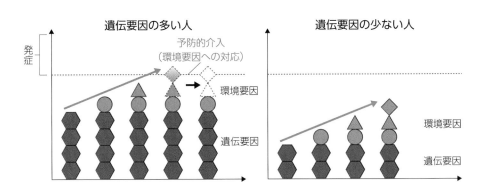

図 36.2　多因子疾患における遺伝要因と発症に関与する環境要因

第 **2** 章

遺伝子・ゲノムを用いて解析（検査）する
──遺伝子関連検査・染色体検査

37 遺伝子関連検査・染色体検査①
検査の種類

▶遺伝子関連検査・染色体検査の医療での位置づけが大きくなってきた

　ヒトゲノムは一部個人間で異なり，その違いは遺伝子関連検査によって検出ができることがある。遺伝子関連検査・染色体検査は，2018年の医療法等の改正により検体検査の一次分類の1つに加わり，医療の中で大きな役割を担う。

▶遺伝子関連検査と染色体検査——検査法の選択

　遺伝子関連検査・染色体検査にはさまざまな検査法がある（図37.1）。検査法により判明するゲノムサイズが異なるため，検査法を適切に選択することが重要である。これは，目的により使う地図を変えることに例えられる。遺伝子レベルで1塩基レベルの変化も明らかにできるジデオキシ法は市町村の地図に相当する。反対に，染色体レベルの大きな変化を調べる染色体分染法は世界地図に対応する。また，解析する領域は同じでも，検査により精細さ（塩基レベル，コピー数レベル），いわば「解像度」は異なる（表37.1）。

▶遺伝子関連検査・染色体検査は解析対象により3種類に分けられる

　遺伝子関連検査・染色体検査は，解析する対象ゲノムにより，外来性（非ヒト由来）か内在性（ヒト由来）かに分かれる。外来性検査は，ヒトに感染症を引き起こす病原体の核酸を解析・検出する**病原体核酸検査**である。一方，ヒトゲノムを解析対象とする内在性検査には，おもにがん細胞を対象とした**体細胞遺伝子検査**と，生殖細胞系列の情報を対象とする**遺伝学的検査**がある。病原体核酸検査は感染部位，体細胞遺伝子検査はがん細胞と対象検体の選択が重要となる。

病原体核酸検査
pathogen genetic testing

体細胞遺伝子検査
somatic cell genetic testing

遺伝学的検査
genetic testing

体細胞遺伝子検査，遺伝学的検査
➡54 遺伝学的検査と体細胞遺伝子検査

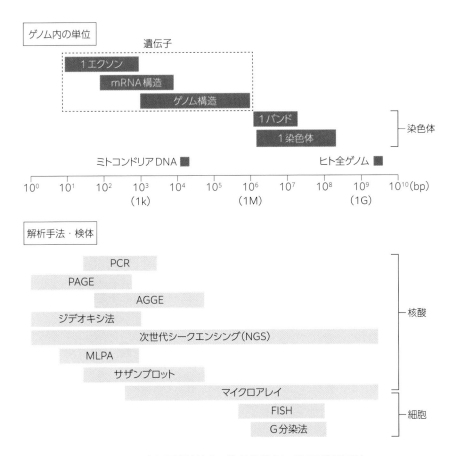

図 37.1　遺伝子関連検査・染色体検査における解析手法

AGGE：アガロースゲル電気泳動, PAGE：ポリアクリルアミドゲル電気泳動, PCR：ポリメラーゼ連鎖反応

表 37.1　解像度から見た遺伝子関連検査

解像度	解析方法
塩基配列	● ジデオキシ法 ● 次世代シークエンサー（NGS）
コピー数	● MLPA ● マイクロアレイ染色体検査 ● G分染法

38 遺伝子関連検査・染色体検査②
医療における位置づけ, 保険適用の拡大

▶医療保険制度で実施できるようになってきた遺伝子関連検査・染色体検査

　遺伝子関連検査・染色体検査が医療の中で活用されるためには，疾患の特性を踏まえつつ，患者が全国どこでもアクセス可能な医療保険制度の中で提供されることが望ましい。遺伝学的検査・体細胞遺伝子検査においては，2006年度に保険適用となる疾患が登場し，2年ごとの診療報酬改定で対象疾患数が増えてきた（表38.1）。

　遺伝学的検査は，指定難病においては認定される疾患が増大した2016年以降，対象疾患数が顕著に増えている。2020年度までに，診断基準において遺伝学的検査が必須と記載されている指定難病のうち多くは保険収載されたと推測される。しかし，診断基準に遺伝学的検査の必要性が明示されていなかったために保険収載からはずれた指定難病や，実際には遺伝学的検査が可能な指定難病が埋もれている。また，遺伝性腫瘍では，アンジェリーナ効果で注目された*BRCA1/2*が2018年に乳がん，卵巣がんに対して分子標的薬の投与の有無につながるコンパニオン診断として保険適用となり，同じ検査がその後，別のがん種や遺伝性乳がん卵巣がん症候群（HBOC）へと対象が拡大された（表38.2）。また，疾患によっては同じ遺伝子ががん細胞での解析においても保険適用になっている。

　体細胞遺伝子検査では，分子標的薬に関わる遺伝子数の増大もあり，2019年にがんゲノム医療を実施する病院（中核拠点，拠点，連携）の基盤構築に伴い，網羅的解析となるがん遺伝子パネル検査が保険適用になった。

　染色体検査においては，DNAを検体としたマイクロアレイ染色体検査が2021年に保険収載されている。

指定難病
➡ 6 難病

アンジェリーナ効果
➡ 63 遺伝医療・ゲノム医療の歴史──研究から医療へ

表 38.1　ヒト遺伝子関連検査の保険収載──分野別診療報酬算定の推移

年度	遺伝学的検査（血液検体）	体細胞遺伝子検査（原則：がん細胞）
	対象疾患数（難病）/ 難病以外	
2004	0	
2006	3	*K-ras*, *EGFR*, *c-kit*, *bcr-abl*, MSI
2008	13	
2010	15 / 薬理遺伝学（*UGT1A1*）	
2012	35	
2014	36	
2016	72	
2018*	75 / コンパニオン診断, 遺伝性腫瘍（*BRCA1/2*）	
2019		がん遺伝子パネル検査
2020	140	
2021	マイクロアレイ染色体検査（CGH 法）	
2022	191	
2024	198	

*遺伝カウンセリング加算。
MSI：マイクロサテライト不安定性

表 38.2　*BRCA1/2* 遺伝学的検査における保険適用

がん種	保険病名➡*BRCA* 遺伝学的検査受検の時期・目的	保険適用年	検体
オラパリブ（分子標的薬）のコンパニオン診断			
卵巣がん	術後➡化学療法後の維持療法	2018 年 2021 年	血液 がん細胞
乳がん	手術不能または再発乳がん➡化学療法後	2018 年	血液
	HER2 陰性で再発高リスク	2022 年	
前立腺がん	遠隔転移を有する去勢抵抗性前立腺がん	2021 年	血液 がん細胞
膵がん	治癒切除不能な膵がん➡白金系抗悪性腫瘍剤を含む化学療法後の維持療法	2021 年	血液
遺伝性乳がん卵巣がん症候群（HBOC）の確定診断			
乳がん	家族歴等の基準➡術式決定, サーベイランス, 血縁者	2020 年	血液
卵巣がん	すべて	2020 年	血液

39 遺伝子関連検査・染色体検査③ 妥当性と有用性

▶ **遺伝子関連検査が医療で有用であるかどうかは，どのように判断されるか**

　遺伝子関連検査は「質」が重要となる。遺伝子関連検査の質を評価するための基準として ACCE モデル（表 39.1）が提唱されており，これをもとにした精度保証のガイドラインが国内外で策定されている。ACCE は，A（**分析的妥当性**），C（**臨床的妥当性**），C（**臨床的有用性**），E（**倫理的・法的・社会的課題**）の略である。

　遺伝子関連検査は，その分析的妥当性，臨床的妥当性，臨床的有用性などを確認した上で，臨床的および遺伝医学的に有用と考えられる場合に実施が提案される。

　分析的妥当性とは，検査法が確立しており再現性の高い結果が得られるなど精度管理が適切に行われていることを意味する。品質管理プログラムの有無，確認検査の方法などの情報に基づいて評価される。**臨床的妥当性**とは，検査結果の意味づけが十分になされていることを意味する。感度，特異度，疾患の罹患率，陽性適中率，陰性適中率，遺伝型と表現型の関係などの情報に基づいて評価される。**臨床的有用性**とは，検査の対象となっている疾患の診断がつくことにより，患者・家族の疾患に対する理解，受容が進む，今後の見通しについての情報が得られる，適切な予防法や治療法に結びつけることができるなど，臨床上のメリットがあることで判断される。

分析的妥当性
analytical validity

臨床的妥当性
clinical validity

臨床的有用性
clinical utility

倫理的・法的・社会的課題
ethical legal and social issues
➡ **79** ELSI（倫理的・法的・社会的課題）

表 39.1 遺伝子関連検査の評価プロセス──ACCE モデル

	方向性	評価項目
A 分析的妥当性	**検査結果（目的の遺伝型）を**いかに正確かつ信頼性を持って測定できるか	再現性（施設内，施設間）， 内部および外部評価による精度管理
C 臨床的妥当性	**目的の病態や疾患をいかに正**確に検出できるか	感度・特異度，陽性・陰性適中率， 罹患率，偽陽性回避法， 遺伝型・表現型関連，発症への修飾因子など
C 臨床的有用性	**患者の臨床経過を有意に改善**できるか	診断による介入（疾患の自然歴，患者ケアへのインパクト，効果的療法の有無），健康リスク， 経済効果， 医療機関内での効用（利用可能な設備・人材，教育・教材，長期モニタリング手段）
E 倫理的・法的・社会的課題	検査に伴い発生しうる**倫理的・法的・社会的課題の検出**	倫理的・社会的弊害（差別，機密保持，個人・家族の社会的課題）， 法的課題（説明と同意，データと検体の所有権，家系内への開示義務，報告要求）， 安全予防策など

40 検査の能力① 感度・特異度

▶検査の能力を示す感度・特異度と適中率は，視点が違う

検査結果と実際の疾病の有無との関係から検査の能力（検査がどれくらい正しいか）を示す値として，感度・特異度と適中率（的中率）がある。疾病の有無から検査結果の割合を示すのが感度・特異度，検査結果から疾病の有無の割合を示すのが適中率である。

▶感度と特異度は対象疾患の有病率で変わらない検査固有の値である

感度は，疾患を有する人を検査で陽性と検出する割合（力）であり，**真陽性**（TP）の割合で示す（図40.1）。感度が高い検査は，偽陰性率が低く，陰性適中率が高く，除外診断に優れる。

一方，**特異度**は，疾患を有していない人を検査で陰性と検出する割合（力）であり，**真陰性**（TN）の割合で示す。特異度が高い検査は，偽陽性率が低く，陽性適中率が高く，確定診断に優れている。

感度・特異度は，それぞれの検査法に固有（一定）の値であり，検査が適用される集団の有病率（検査前確率）の影響は受けない。

感度
sensitivity

真陽性
true positive (TP)

特異度
specificity

真陰性
true negative (TN)

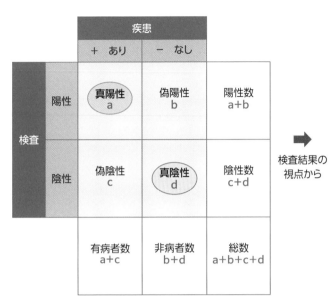

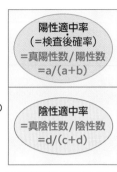

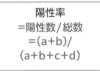

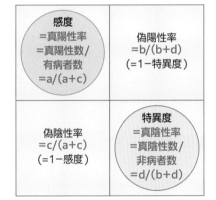

図 40.1　感度・特異度と適中率

41 検査の能力② 適中率

▶陽性適中率と陰性適中率は，対象の疾患の有病率で変わる

　陽性適中率（PPV）は，ある検査において検査結果が陽性を示した人のうち，実際に疾患を有する人（有病者）の割合で示される（前項の図 40.1 を参照）。有病率は一般集団中での有病者の割合となる事前確率（検査前確率）である。陽性適中率は検査結果が陽性を示した人のうち，有病である割合で，検査陽性という条件付き確率であり，事後確率（検査後確率）となる。

　陽性適中率の対となる値として，**陰性適中率**（NPV）がある（図 40.1）。陰性適中率は，ある検査において検査結果が陰性を示した人のうち，実際に疾患を有していない割合で示される。

　陽性適中率，陰性適中率はともに，検査の感度・特異度だけでなく，集団の有病率の影響も受ける。有病率が低いと，感度と特異度が高くても陽性適中率は低下し，陰性適中率は上昇する（表 41.1）。

陽性適中率
positive predictive value（PPV）

陰性適中率
negative predictive value（NPV）

表 41.1 感度 99.9%，特異度 99.9%の検査での，陽性適中率・陰性適中率の有病率による違い

有病率	陽性適中率	陰性適中率
1/10	0.991	0.99989
1/50	0.953	0.99998
1/100	0.9098	0.99999
1/300	0.768	0.999997
1/1,000	0.5	0.9999999
1/3,000	0.248	0.99999999
1/10,000	0.091	0.99999999

42 ゲノムの変化が起こる時期——生殖細胞系列と体細胞

▶ ゲノム DNA を解析して得られる情報

　検査によりゲノム DNA を解析して最初に得られる情報は，DNA を構成する 4 種類の塩基（A，T，G，C）の並び（配列）を文字列で表した**ゲノムデータ**である。これに，遺伝子部位や疾患との関連性などの解釈を加えたものは**ゲノム情報**となる。ゲノム情報のうち，子孫に受け継がれる（生殖細胞系列の変化）情報は**遺伝情報**と呼ばれる（図 42.1）。

　個人情報保護法では，ゲノムデータは個人識別符号とみなされる。一方，ゲノム情報と遺伝情報は，他の診療情報と同じく，要配慮個人情報として扱われる。

ゲノムデータ
genomic data

ゲノム情報
genomic information

遺伝情報
genetic information

▶ ゲノムの変化が起こる時期——生殖細胞系列変異と体細胞変異

　ゲノムの変化が起こる時期，すなわちバリアントが生じる時期により，生殖細胞系列バリアントと体細胞バリアントに分けられる（図 42.2）。

　生殖細胞系列バリアントでは，ゲノムの変化は受精卵の時点から存在し，その変化は一生を通して全身のすべての細胞が有する。生殖細胞系列バリアントは，精子あるいは卵を経由する生まれつきの変化で次の世代へと受け継がれる可能性があり，遺伝情報にあたる。

　一方，**体細胞バリアント**では，ゲノムの変化は受精卵以降の一部の体細胞に後天的に生じる。体細胞バリアントで生じた変化は，身体の中の特定の細胞や臓器にのみ認められ（例えば，がん細胞），1 世代限りであり，次の世代に受け継がれない。

生殖細胞系列バリアント
germline variant

体細胞バリアント
somatic variant

個人情報
保護法での
扱い

「ゲノムデータ」…塩基配列（ACGT）を文字列で表記したもの

ATGGTGCAT…

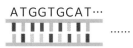

……

解釈を付加

「ゲノム情報（遺伝情報含む）」…ゲノムの配列データの中で意味を有するもの
• 生殖細胞系列バリアント
• 体細胞遺伝子バリアント（がん組織の遺伝子バリアントなど）等

「遺伝情報」…ゲノム情報の中で子孫へ受け継がれるもの
• 生殖細胞系のバリアントなど

図42.1　ゲノムDNAを解析して得られる情報

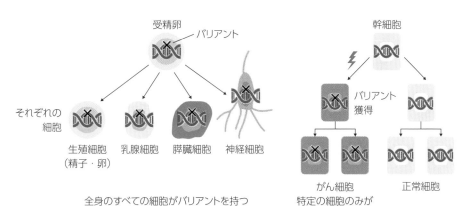

生殖細胞系列バリアント　　　　　　　　　体細胞バリアント

図42.2　生殖細胞系列バリアントと体細胞バリアント

43 個人遺伝情報の扱い

▶ 遺伝情報には 4 つの特性がある

　遺伝情報は，個人にとって一生の間変わらなく（不変性），症状がない時期に将来の発症を予測できる（予見性）特性がある（表 43.1）。また，個人にとどまらず，親子や兄弟姉妹など血縁者の間で共有される（共有性〔継承性・遺伝性〕）。そして，医学・医療の進歩とともに検査の臨床的有用性や結果の病的意義の判断が変わりうるあいまい性がある。遺伝学的検査による診断を行う際には，得られた遺伝情報の特性への熟慮が求められる。遺伝情報が不適切に扱われて漏洩などすることにより，遺伝学的検査の被検者および被検者の血縁者に社会的不利益がもたらされる可能性がある。遺伝情報には遺伝情報の特性による倫理的・法的・社会的な課題を有する。

遺伝情報
genetic information

遺伝学的検査
➡ 54 遺伝学的検査と体細胞遺伝子検査

倫理的・法的・社会的課題
➡ 79 ELSI（倫理的・法的・社会的課題）

▶ 遺伝情報の扱い

　個人の遺伝情報にアクセスする際には，上で述べた不変性と共有性（継承性・遺伝性），予見性，あいまい性といった遺伝情報の 4 つの特性を十分理解し，適切に扱うことが求められる。遺伝情報は，一生変化しない情報（静的情報）であると同時に，全身の細胞で共通という臓器横断的な情報でもある。医療安全およびチーム医療の観点から，遺伝学的検査の結果，遺伝情報は診療記録に記載し，すべての医療者に適切に共有される必要がある。また，患者で同定されたバリアントはその部位を共有する血縁者は絞りこんで解析することが可能となりうる。この観点から，遺伝情報は長期間保持される必要がある。

遺伝情報の扱い
➡ 66 日本医学会「医療における遺伝学的検査・診断に関するガイドライン」2022

表 43.1　遺伝情報の 4 つの特性

①不変性	●本人において遺伝情報は生涯変化しない ●検査は一度でよい
②共有性（継承性・遺伝性）	●遺伝情報は家系内で一部共有する ●もしバリアントがあれば，家系内での変異部位は同一である ●家系内で 1 人の情報がわかれば，他の構成員の検査は容易になる 　➡発症前診断，出生前診断
③予見性	●未来を予測する可能性がある
④あいまい性	●結果の病的意義の判断が変わりうる ●病的バリアントから予測される発症の有無，発症時期や症状，重症度に個人差がありうる ●医学・医療の進歩とともに臨床的有用性が変わりうる

44 遺伝子関連検査の手法① 塩基配列決定

▶塩基配列の決定——シークエンス法

　ゲノム DNA を構成する 4 種類のヌクレオチドの結合順序，すなわち塩基配列の決定は，遺伝子解析の基本的な作業の 1 つである。サンガーらが 1977 年に開発した**ジデオキシ法**が基盤になっている（図 44.1）。

ジデオキシ法（サンガー法）
dideoxy chain termination method

　ジデオキシ法では，まず鋳型 DNA を変性し一本鎖にした後，塩基配列を決定したい部位の近傍に相補的なオリゴヌクレオチド（プライマー）をアニーリングさせる。次に，DNA ポリメラーゼを用い相補的な鎖を合成する。この DNA 合成反応では，基質となる dNTP に加えて，**ジデオキシリボヌクレオチド三リン酸**（ddNTP）を低濃度で混ぜる。ddNTP ではリボースの 3′ 位の OH 基が H 基となり（図 44.1），ddNTP が取り込まれると，一部の DNA 合成がそこで終了する。例えば，4 種類の dNTP と ddATP を混ぜた反応生成物では，合成 DNA 鎖が A となる箇所で反応が終了したさまざまな長さの反応物が合成される。同様の反応をddGTP，ddCTP，ddTTP でも別々に行うことで，それぞれ G，C，T となる箇所で合成が終了した反応物が得られる。放射性同位体で標識された反応物を，ポリアクリルアミドゲル電気泳動によって断片長に応じ分離する。

ジデオキシリボヌクレオチド三リン酸
dideoxynucleotide triphosphate (ddNTP)

　ジデオキシ法をもとに改良された**サイクルシークエンス法**では，「熱変性（一本鎖）→プライマーアニーリング→ DNA 合成伸長」を繰り返し，ddNTP に付加された蛍光色素で反応物を標識する。反応物を電気泳動（キャピラリー電気泳動）して検出する。

サイクルシークエンス法
cycle sequencing

　最近は，遺伝子解析の主体は次世代シークエンサー（NGS）へ移行してきているが，発端者で判明している部位の血縁者に向けたシングルサイト検査では有力な手法である。

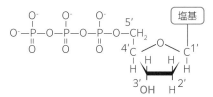

デオキシリボヌクレオチド三リン酸(dNTP)

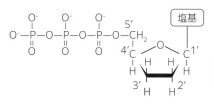

ジデオキシリボヌクレオチド三リン酸(ddNTP)

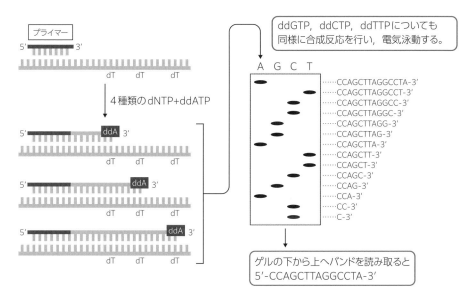

図 44.1　ジデオキシ法 (サンガー法)

45 遺伝子関連検査の手法②
次世代シークエンサー（NGS）

▶塩基レベルの網羅的解析——次世代シークエンサー（NGS）

　次世代シークエンサー（NGS）とは，多数の DNA 分子の塩基配列を同時並行で決定できる技術を用いたシークエンサーである。1 台で従来型（ジデオキシ法によるキャピラリー型シークエンサー）の 200 ～ 1,000 台分の能力を有する。NGS が使われ始めた 2005 年ごろから，シークエンサーによる塩基配列の決定スピードはわずか 5 年で 1,000 倍となり，大量の塩基配列データを短時間・低コストで得ることができるようになってきた（図 45.1）。

次世代シークエンサー
next-generation sequencer
(NGS)

▶NGS による解析は目的や解析領域で 3 つに分かれる

　NGS は，エクソン数が多い遺伝子やがんパネル・類似疾患群パネルなど，関連する遺伝子群（ターゲットシークエンス）の塩基配列の変化を一度にまとめて解析できる（**多遺伝子パネル検査**[MGPT]）だけでなく，タンパク質合成に関与する重要な部分（エクソン）の全配列情報を含む**エクソーム解析**や，ゲノム全体の配列を解析する**全ゲノム解析**といった網羅的解析が可能となっている。エクソーム解析の対象となるエクソンは全ゲノムの数パーセントに過ぎないが，単一遺伝子疾患の原因となる遺伝子変化の約 80％があるため，まれな単一遺伝子疾患の原因遺伝子が数多く同定されている。

多遺伝子パネル検査
multi-gene panel testing
(MGPT)

エクソーム解析
exome sequencing

全ゲノム解析
whole genome sequencing

　NGS ではリード数（読みとる DNA 断片の数）を柔軟に設定することができ，ある領域が何回シークエンスされたかという回数，すなわち**カバレッジ数**（読みとり深度［デプス］）を増やすことで，コピー数やバリアントアレル頻度（VAF）の推定をすることも可能になる（図 45.2）。

カバレッジ
coverage

バリアントアレル頻度（VAF）
➡ **51** バリアント④ アレル頻度と VAF

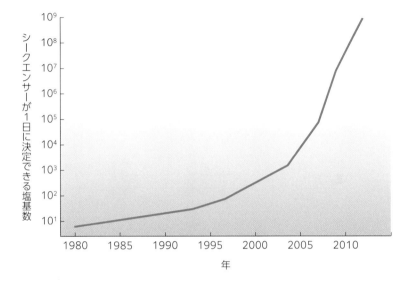

図 45.1　塩基配列解析速度の進歩

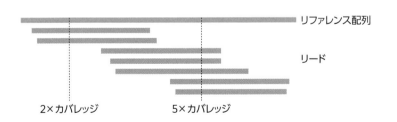

図 45.2　リード数とカバレッジ

46 染色体検査の手法① 分染法

▶分染法によって染色体を縞模様に染色する

　染色体標本は染色しないと評価できない。染色体は**分染法**によって，濃淡のある縞模様（バンドと呼ばれる）として染色される（図 46.1）。分染法で観察できるバンド数は，ハプロイド（一倍体）あたり 300 ～ 550 程度にすぎない。つまり，1 つのバンドには約 500 万～ 1,000 万塩基対（5 ～ 10 メガベース [Mb]）のゲノム DNA が含まれる。

分染法
chromosome banding

　分染法には，代表的な **G 分染法**のほか，Q 分染法，R 分染法，C 分染法などが用いられる（表 46.1）。分染法で得られた特徴的なバンドパターンを分析することで，染色体の構造異常がわかる。

G 分染法
G-banding

　染色体上の位置は，得られた染色体の形態やバンドにより，住所（番地）のように**核型**として表す（図 46.2）[1]。まず，各染色体について，セントロメアから両側にのびる腕のうち，短い腕（短腕）を p，長い腕（長腕）を q と示す。次に，セントロメアからテロメアに向かって順に番号が振られる。例えば，11q23 のように記し，「ジュウイチ，キュー，ニー，サン」と読む（「ジュウイチ，キュー，ニジュウサン」とは読まないことに注意）。

核型
karyotype

[1] 染色体の核型記載は世界共通で，国際規約 "An International System for Human Cytogenetic Nomenclature (ISCN)" に準拠する。

▶細胞周期を分裂中期で止めて染色体を観察する

　分染法による染色体構造は，構造が見やすい均一の分裂中期の細胞で観察する。細胞を培養し，分裂開始後に細胞分裂阻害薬（コルヒチン）を添加する。次に，細胞を低張処理により膨化させ，固定を行い，スライドガラス上に展開し染色体標本を作製する。そして，標本の染色，顕微鏡観察により解析を行う。細胞を末梢血から得るには，抗凝固剤入り採血管[2]で採血する。

[2] 染色体検査（分染法）の採血管はヘパリンを用いる。DNA 抽出や血算で用いる EDTA は Ca キレート作用を持ち，培養に不適である。

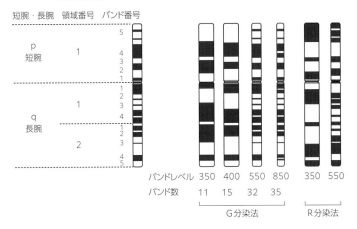

11番染色体

バンドレベル 350 400 550 850 350 550
バンド数 11 15 32 35

G分染法 R分染法

図 46.1　G 分染法で検出されるバンド

表 46.1　分染法の違い

分染法	染色部位	備考
G	A-T 優位部	一般的方法
Q		Y 染色体長腕末端部が強く染まる
R	G-C 優位部	不活性化 X 染色体の識別が可能
C	繰り返し DNA 塩基配列の多い部分	動原体部（セントロメアに存在）を染色
NOR	核小体形成部位	核小体＝仁

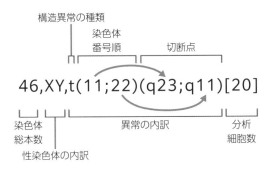

図 46.2　核型の記載

47 染色体検査の手法②
FISHとマイクロアレイ染色体検査

▶FISH

　蛍光 *in situ* ハイブリダイゼーション（FISH）は染色体を展開したプレパラート内に，蛍光色素で標識した標的部位を含む DNA 断片をプローブとしてハイブリダイゼーションを行い，蛍光顕微鏡下で観察し，シグナルの有無により染色体中の特定領域の局在を検出する手法である（図 47.1）。プローブとして，特定の遺伝子や染色体領域（座位）だけでなく，染色体全体も用いられる。FISH では分裂中期だけでなく，分裂していない間期核でも検出可能である（間期核 FISH）。間期核 FISH は細胞培養を必要とせず，分析は結果が出るまでの時間が短く，多くの細胞数も検索でき，低頻度のモザイクも検出可能となる。

蛍光 *in situ* ハイブリダイゼーション
fluorescent *in situ* hybridization (FISH)

モザイク
➡ 14 モザイクとキメラ

▶染色体の微細領域の網羅的解析──マイクロアレイ染色体検査

　G 分染法では変化部位のバンドが明確でない場合や，10 Mb よりも小さいコピー数変化では，検出・判定は困難となる。**マイクロアレイ染色体検査**は，試料は細胞ではなく核酸であるゲノム DNA を用いる。マイクロアレイ上の DNA とハイブリダイゼーションさせ，シグナル強度からコピー数変化を検出する（CGH 法，図 47.2）。マイクロアレイ染色体検査では，分染法では検出できない微細な変化も検出できる。プローブに SNP 領域を追加することで，アレル特異的なコピー数も検出でき，片親性ダイソミー（UPD）の診断にも用いられる。

　一方，マイクロアレイ染色体検査ではコピー数変化がない均衡型染色体変化は検出できない。均衡型染色体変化の検出や細胞ごとの分析には，分染法，FISH を行う。

マイクロアレイ染色体検査
chromosomal microarray testing

CGH
comparative genomic hybridization

片親性ダイソミー
➡ 25 単一遺伝子疾患⑧ 片親性ダイソミー

均衡型染色体変化
➡ 10 染色体疾患④ 構造異常──均衡型と不均衡型

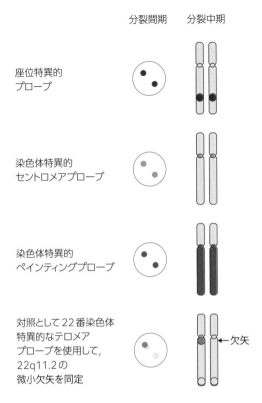

分裂間期　分裂中期

座位特異的
プローブ

染色体特異的
セントロメアプローブ

染色体特異的
ペインティングプローブ

対照として22番染色体
特異的なテロメア
プローブを使用して,
22q11.2の
微小欠矢を同定

←欠矢

図 47.1　蛍光 *in situ* ハイブリダイゼーション（FISH）

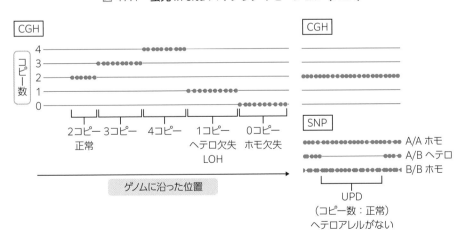

CGH

コピー数

4
3
2
1
0

2コピー
正常

3コピー

4コピー

1コピー
ヘテロ欠失
LOH

0コピー
ホモ欠失

ゲノムに沿った位置

CGH

SNP

A/A ホモ
A/B ヘテロ
B/B ホモ

UPD
（コピー数：正常）
ヘテロアレルがない

図 47.2　マイクロアレイ染色体検査

48　バリアント①　ゲノムの変化とバリアント

▶ゲノム DNA 配列の基準となるリファレンス配列がある

　全ゲノムが解読されるに伴い，ゲノムの基準となる配列，すなわち**リファレンス配列**（参照配列）が決められている。ヒトゲノムでは，国際基準ヒトゲノム塩基配列（GRCh）がリファレンスゲノム配列として使われている。リファレンスゲノム配列は継続的に改訂されており，2009 年に公開された GRCh37/hg19，2013 年に公開された GRCh38/hg38 が 2023 年では使われている。同じ部位（物理位置）でも，配列情報（番号）は hg19 と hg38 の間で異なり，リファレンス配列を認識して使用することが重要である。

リファレンス配列（参照配列）
reference sequence

▶リファレンス配列からの変化——バリアント

　リファレンス配列と異なる配列を**バリアント**と呼ぶ。従来，一般集団での頻度が 1% 以下の配列変化を**変異**，1% 以上の変化を**多型**と呼んでいた。しかし，多型でも遺伝子やタンパク質の機能に影響を及ぼすことがあり，現在では，変化全体をバリアントと総称する。

　DNA レベルのバリアントは，1 つの塩基がほかの塩基に置き換わる**一塩基置換**（点変異とも呼ばれる），塩基が失われる**欠失**，塩基が新たに入る**挿入**，**重複**，**組換え**などがある。

バリアント
variant

変異
mutation

多型
polymorphism

一塩基置換
base substitution

点変異
point mutation

欠失
deletion

挿入
insertion

▶バリアントの表記

　バリアントは，リファレンス配列とどう異なるのか，という視点で表記される。バリアントの記載方法は，国際的に標準化された Human Genome Variation Society（HGVS）にのっとり，DNA レベルとタンパク質レベルで区別される（図 48.1，48.2）。

重複
duplication

組換え
recombination

表記のフォーマット

[リファレンス配列]：c.[塩基番号] [変化前の塩基]>[変化後の塩基]
(p.[変化前のアミノ酸] [アミノ酸番号] [変化後のアミノ酸])

表記例

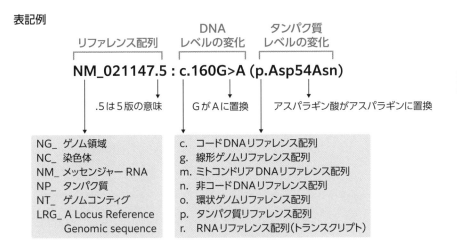

図 48.1　バリアントの表記法

記載順は，リファレンス配列の accession 番号に続いて DNA レベルの変化，タンパク質レベルの変化とする。accession 番号の初めの 2 文字はリファレンス配列の種類を示す。小文字の c. や g. とそれに続く数字は，それらがコード DNA やゲノム DNA において前から何番目にあるかを示している。

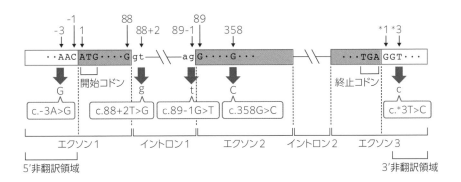

図 48.2　塩基の番号づけと塩基置換の表記例（β-グロビン）

バリアント② タンパク質への影響

▶バリアントはタンパク質の機能に影響することがある

バリアントに認める配列の変化により，構造遺伝子の遺伝子産物であるタンパク質が質的あるいは量的に変化し，機能に影響することがある。質的変化には，①タンパク質の機能低下や喪失（**機能喪失**），②新たな（異なる）機能の獲得（**機能獲得**），③正常タンパク質の機能を阻害する（**顕性阻害**）の3種類がある。

機能喪失
loss of function

機能獲得
gain of function

顕性阻害
dominant negative

▶構造遺伝子内でのバリアントを分類する

構造遺伝子のタンパク質をコードするエクソン領域が変化するバリアントは，タンパク質の機能に影響することがある。同じ遺伝子内のバリアントでも，生じた位置や種類によりタンパク質の機能への影響の程度は異なる。

塩基置換においても，終止コドンをきたす**ナンセンスバリアント**やリーディングフレーム（読み枠）が変わる**フレームシフトバリアント**によって，タンパク質合成が途中で終了し短くなる短縮型バリアントは，機能喪失することが多い（図49.1）。コードするアミノ酸が変わる**ミスセンスバリアント**は，タンパク質への影響はさまざまであり，機能に影響しないこともある。コードするアミノ酸が変わらない**同義バリアント**は病原性がない場合が多い。また，イントロン領域のバリアントはRNAのスプライシング（エクソンスキッピングなど）に影響を及ぼす。

ナンセンスバリアント
nonsense variant

フレームシフトバリアント
frameshift variant

ミスセンスバリアント
missense variant

同義バリアント
synonymous variant

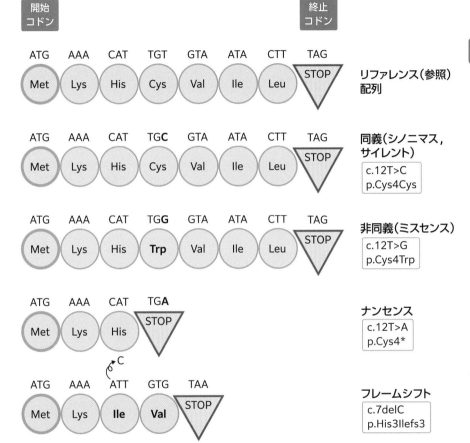

図 49.1 塩基配列の変化（バリアント）とタンパク質への影響

50 バリアント③ 疾患との関わり

▶バリアントの分類——病的か否かの評価

バリアントの病原性は原則として ACMG ガイドラインに準じて5段階で評価する（表50.1）。疾患の発症につながるバリアントを**病的バリアント**（あるいは病的変異）という（表50.2）。解析時点において，臨床的意義や疾患との関連性が不明である場合，**臨床的意義不明のバリアント**（VUS）と称する。VUS はその後の解析データの集積や家族集積性などにより，「病的」あるいは「病的でない」と病的意義が変わる可能性もある（遺伝情報のあいまい性）。*BRCA* では，データベースの充実により VUS の割合が数パーセントまで低下した。複数の遺伝子を解析する多遺伝子パネル検査では，VUS が検出される割合が増える。

ACMG
American College of Medical Genetics and Genomics

病的バリアント（病的変異）
pathogenic variant/deleterious variant

臨床的意義不明のバリアント
variant of unknown significance (VUS)

遺伝情報のあいまい性
➡43 個人遺伝情報の扱い

多遺伝子パネル検査
➡45 遺伝子関連検査の手法②
次世代シークエンサー（NGS）

▶バリアントを評価するには解釈が必要となる

バリアントが病原性を有するどうかは，部位や種類によって異なる。認めたバリアントの解釈が重要となる。

既知で病的と報告されているバリアントは病原性を持つ可能性が高い。一方，健常群にも認められるコモンバリアントは，病的である可能性は低い。これらの解釈には，バリアントの疾患（Clinvar[1] や HGMD[2] など）や集団（gnomAD[3]，jMorp[4] など）のデータベースを用いる。

新規のレアバリアント，特にミスセンスバリアントでは病原性の判断は難しく，臨床情報やコンピュータ（*in silico*）によるタンパク質の機能予測も含めて総合的に判断する。

個体内においては，病的バリアントを有していても遺伝型，接合性が重要となり，必ずしも発症につながるわけではない。

コモンバリアント
➡36 多因子疾患

➡51 バリアント④ アレル頻度と VAF

[1] Clinvar https://www.ncbi.nlm.nih.gov/clinvar
[2] HGMD https://www.hgmd.cf.ac.uk
[3] gnomAD https://gnomad.broadinstitute.org
[4] jMorp https://jmorp.megabank.tohoku.ac.jp

ミスセンスバリアント
➡49 バリアント② タンパク質への影響

遺伝型，接合性
➡15 遺伝型と接合性——ホモ・ヘテロ，シス・トランス

表 50.1　バリアントを評価する 5 つの段階

バリアントの種類	意味	解釈
病的	バリアントは病的（病原性）である	陽性
病的疑い	バリアントは病的が疑われる	陽性
臨床的意義不明（VUS）	バリアントは病的かどうか区別がつかない	不明（陰性に含まれることも）
良性の可能性	バリアントは病的でない可能性が高い	陰性
良性	バリアントは病的（病原性）ではない	陰性

表 50.2　単一遺伝子疾患での病的バリアントの頻度

遺伝子名		全遺伝子[1]	GLA[2]	DMD[3]
OMIM 番号		HGMD Professional 2020.2	300644	300377
疾患名			ファブリー病	デュシェンヌ型 / ベッカー型筋ジストロフィー
塩基置換	ミスセンス	47%	56%	1%
	ナンセンス	11%	15%	13%
	スプライス	9%	8%	4%
	イントロン	2%	1%	
欠失・挿入	欠失（小）	14%	20%	5%
	挿入（小）	6%		3%
	欠失（大）（エクソン欠失など）	7%	—	61%
	挿入（大）（エクソン挿入など）	2%	—	13%
その他		2%		

遺伝子により原因となるバリアントの頻度は異なり，第一選択となる検査法も異なる

1) Stenson PD et al. The Human Gene Mutation Database (HGMD®): optimizing its use in a clinical diagnostic or research setting. Hum Genet. 2020;139(10):1197–1207
2) Kobayashi M et al. Mutation spectrum of α-Galactosidase gene in Japanese patients with Fabry disease. J Hum Genet. 2019;64(7):695–699
3) Okubo M et al. Comprehensive analysis for genetic diagnosis of Dystrophinopathies in Japan. Orphanet J Rare Dis. 2017;12(1):149
より作成

51 バリアント④ アレル頻度と VAF

▶それぞれのバリアントは集団での頻度も評価の対象に ——アレル頻度

　ある集団において，1つの座位に対し複数種類のアレルが存在する場合，それぞれのアレルがその集団中で占める割合をアレル頻度（あるいは〔対立〕遺伝子頻度）という。集団中にアレルが1種類の場合は，そのアレル頻度は 1.0（100％）となる。

　集団中で高い頻度（1％以上）で認めるバリアント（従来，多型といわれていた）をコモンバリアント，低い頻度で認めるバリアントをレアバリアントと呼ぶ。レアバリアントは，1つのバリアントによる疾患（単一遺伝子疾患）への寄与度が大きい傾向がある。

　アレル頻度は集団によっても異なる（表51.1）。日本人を含む東アジア系集団と，欧州系集団，アフリカ系集団との間では，アレル頻度には少しずつ違いが見られる。アレル頻度は，バリアント頻度データベースで確認できる。表現型の指標としては，それぞれのアレルの組み合わせである遺伝型の集団での頻度，遺伝型頻度が重要となる。

▶がん組織のバリアントアレル頻度

　がん組織では正常細胞とがん細胞が混在している。検査を行ったがん組織内でのバリアントが占める割合をバリアントアレル頻度（VAF）という。VAFはがん組織内でのがん細胞の割合によっても異なる。がん細胞でVAFが50％に近くなる病的バリアントは，組織内に含まれるほとんどすべての細胞がバリアントアレルをヘテロ接合で持つことを意味しており，生殖細胞系列由来であることが推定される病的バリアント（PGPV）である。

アレル
→ ⑮ 遺伝型と接合性——ホモ・ヘテロ, シス・トランス

アレル頻度
allele frequency

（対立）遺伝子頻度
gene frequency

コモンバリアント
common variant

レアバリアント
rare variant

コモンバリアントとレアバリアント
→ ㊱ 多因子疾患

遺伝型頻度
genotypic frequency

バリアントアレル頻度
variant allele frequency (VAF)

生殖細胞系列由来であることが推定される病的バリアント
presumed germline pathogenic variant (PGPV)

表 51.1　集団によりアレル頻度が異なる遺伝子（コモンバリアント）

遺伝子	アレル	アレル頻度	
		日本人	欧米人（白人）
CYP2C19	*2	0.26	0.13
	*3	0.13	—
CYP2D6	*5	0.04	0.05
	*10	0.33	0.02
UGT1A1	*6	0.22	—
	*28	0.08	0.30
VKORC1	rs9923231	0.89	0.37
ALDH2	*2	0.3	—

52 ハーディ・ワインベルグの法則

▶アレル頻度と遺伝型頻度の関連性──ハーディ・ワインベルグの法則

　遺伝現象を個体ではなく，個体群（集団）として定量的に扱うのが**集団遺伝学**である。その基礎をなす法則が**ハーディ・ワインベルグの法則**である。ハーディ・ワインベルグの法則はアレル頻度と遺伝型頻度の間の関係を示しており，一方から他方を算出するための公式を提供する。

　ある座位において，アレル A の頻度を p，アレル a の頻度を q とする（p+q=1）。このとき，次世代での遺伝型が AA となる，すなわち 2 個のアレルが両方とも A となる確率は，$p×p=p^2$ となる。同様に，遺伝型が Aa または aA となる確率は $p×q+p×q=2pq$，aa となる確率は $q×q=q^2$ である。したがって，次世代の遺伝型の比率（**分離比**という）は，

$$AA：Aa：aa=p^2：2pq：q^2$$

となる。これは，アレル頻度（p+q）の二乗の展開である（図 52.1）。

　ハーディ・ワインベルグの法則によって，常染色体潜性遺伝疾患において有病率（aa の遺伝型頻度：q^2）が判明している場合にアレル頻度を推定でき，保因者であるヘテロ接合体 Aa の頻度（$2pq≒2q$）を求めることができる（表 52.1）。

▶ハーディ・ワインベルグの法則の成立条件

　ハーディ・ワインベルグの法則が成り立つためには，個体群が「一定の理想的な条件」をすべて満たす必要がある（表 52.2）。このような状況では，個体群内のアレル頻度と遺伝型頻度は同一世代だけでなく，世代を超えても一定に保たれ，平衡状態にある。この状態を，**ハーディ・ワインベルグ平衡**（HWE）と呼ぶ。

集団遺伝学
population genetics

ハーディ・ワインベルグの法則
Hardy–Weinberg principle

アレルと遺伝型
➡ **15** 遺伝型と接合性──ホモ・ヘテロ，シス・トランス

分離比
segregation ratio

ハーディ・ワインベルグ平衡
Hardy–Weinberg equilibrium
(HWE)

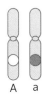

アレル頻度

アレル	A	a
アレル頻度	p	q

p+q=1

A　a

遺伝型頻度

		配偶子	
		A（p）	a（q）
配偶子	A（p）	Aa（p²）	Aa（pq）
	A（q）	Aa（pq）	aa（q²）

遺伝型	AA	Aa	aa
遺伝型頻度	p²	2pq	q²

(p+q)²=p²+2pq+q²=1

図52.1　ハーディ・ワインベルグ平衡が成り立つ場合のアレル頻度・遺伝型頻度

表52.1　ハーディ・ワインベルグの法則により，常染色体潜性遺伝疾患の患者数から推定される保因者数

患者数 q^2	保因者数 $2pq \fallingdotseq 2q$
1/10,000	1/50
1/40,000	1/100
1/160,000	1/200
1/360,000	1/300
1/1,000,000	1/500

表52.2　ハーディ・ワインベルグの法則が成立する条件

①無限大	●個体群（集団）が十分に大きい
②無選択	●遺伝型や表現型の違いによる自然選択が起こらない ●異なる遺伝型で生存力や妊性に違いがない
③無変異	●変異が起こらない
④無移動	●外部との個体群の流入（移住や移入）・流出がない
⑤任意交配	●個体群が任意で（ランダムに）交配する

DNA損傷・修復

▶ DNA損傷によって後天的に新たな変化が生じる

　ゲノム上の変化は両親から受け継ぐだけでなく，外的作用による損傷によって新たに生じることもある。**DNA損傷**は正常な複製のエラー（DNAポリメラーゼによるDNA複製ミス），あるいは環境要因（紫外線，放射線，活性酸素，化学物質など）により生じる。DNA損傷は通常，修復されて元通りになるが，修復できなかった場合はゲノム上の変化となり残る（表53.1）。変化が蓄積していくと，やがて細胞は老化あるいはアポトーシス，がん化につながる。

　塩基置換には，プリン間（A↔G）あるいはピリミジン間（C↔T）の置換である転位（**トランジション**）と，それ以外の置換である転換（**トランスバージョン**）の2種類がある（図53.1）。

▶ DNA修復

　細胞にはDNA損傷をもとの状態に戻す**DNA修復**機構がそなわっている（図53.2）。損傷の違いによって，いくつかの修復機構が存在する。

　DNA複製時の誤った塩基の取り込みで生じるミスマッチは，**ミスマッチ修復**（MMR）により修復される。DNA二本鎖のうち，損傷を受けた鎖の方のヌクレオチドを除去し，損傷を受けていない鎖の情報をもとに修復する**除去修復**がある。**塩基除去修復**（BER）は単一の塩基対に対する障害を修復する。**ヌクレオチド除去修復**（NER）は，DNA二本鎖をゆがめ，転写や複製を阻害するような多様な障害を修復する。DNA二本鎖の両方の鎖が切断されてしまう**DNA二本鎖切断**（DSB）は，**相同組換え**（HR）あるいは**非相同末端連結**（NHEJ）によって修復される。

DNA損傷
DNA damage

トランジション（転位）
transition

トランスバージョン（転換）
transversion

DNA修復
DNA repair

染色体レベルの修復
➡25単一遺伝子疾患⑧ 片親性ダイソミー

ミスマッチ修復
mismatch repair（MMR）

除去修復
excision repair

塩基除去修復
base excision repair（BER）

ヌクレオチド除去修復
nucleotide excision repair（NER）

DNA二本鎖切断
DNA double strand break（DSB）

相同組換え
homologous recombination（HR）

非相同末端連結
non-homologous end-joining（NHEJ）

表 53.1 後天的なゲノム変化の種類

種類		例	メカニズム	頻度
染色体	①数の異常	染色体異数性	染色体不分離	×10^{-3}/ 細胞分裂
	②構造異常	染色体転座		×10^{-4}/ 細胞分裂
③塩基配列レベル		塩基対レベルの置換	DNA 複製エラー DNA 損傷	10^{-5} ～ 10^{-6}/ 座位 / 世代

染色体レベルの突然変異 (①, ②) は, 染色体疾患の項 **7** **8** **9** で説明

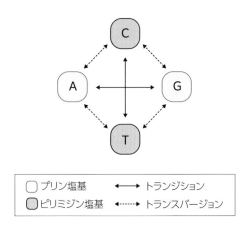

図 53.1 トランジション・トランスバージョン

プリン塩基とピリミジン塩基では構造が異なり, トランジションはトランスバージョンよりも起こりやすい。

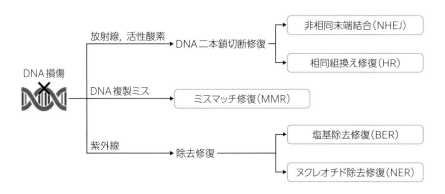

図 53.2 DNA 損傷と DNA 修復

54 遺伝学的検査と体細胞遺伝子検査

▶生殖細胞系列バリアントを調べるのが遺伝学的検査

　生殖細胞系列バリアントは個体を形成するすべての細胞に共通して存在するゲノム変化で，遺伝情報として子孫に伝えられうる。これを調べるのが**遺伝学的検査**である（図54.1，表54.1）。遺伝学的検査の検体は，末梢血や皮膚線維芽細胞，毛髪，爪，口腔粘膜など，身体を構成するどの細胞を用いても検査が可能であるが，通常，採血検体を用いる。

生殖細胞と体細胞
➡ **42** ゲノムの変化が起こる時期
——生殖細胞系列と体細胞

遺伝学的検査
genetic testing

▶体細胞バリアントを調べるのが体細胞遺伝子検査

　体細胞バリアントは受精後もしくは出生後に体細胞において後天的に獲得される遺伝子の変化であり，原則として次世代に受け継がれることはない。これを明らかにする検査が**体細胞遺伝子検査**で，おもにがん細胞での遺伝子変化を調べるために行われる。この検査では，直接がん化した細胞・組織を検体とすることが必要である。

　近年，細胞そのものではなく，細胞由来の核酸を含む検体（血漿，血清，尿，髄液などの液体成分）を用いて解析することが可能となってきている（**リキッドバイオプシー**）。

体細胞遺伝子検査
somatic cell genetic testing

リキッドバイオプシー
liquid biopsy

▶遺伝学的検査には対象者・目的に応じたさまざまな検査名がある

　医療において実施される遺伝学的検査には，すでに発症している患者の診断を目的とした確定検査だけではなく，非発症保因者遺伝学的検査，発症前遺伝学的検査，疾患感受性検査，出生前遺伝学的検査・着床前遺伝学的検査，新生児マススクリーニングなどが含まれる。目的により，受検対象者および扱いが異なる。

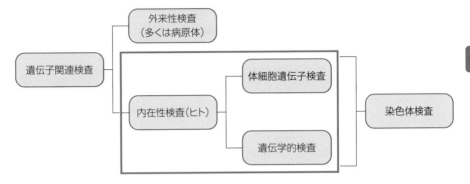

図 54.1　遺伝子関連検査・染色体検査の分類

表 54.1　核酸を検体にした遺伝学的検査 vs. 体細胞遺伝子検査

	遺伝学的検査	体細胞遺伝子検査	
目的	生殖細胞系列のバリアント検出	体細胞のバリアント検出	体細胞での遺伝子発現
変化がある細胞	すべての細胞	病変部（特にがん細胞）	
検体（解析対象）	血液で可能	病変細胞（がん細胞）	
解析対象の核酸	ゲノム DNA		RNA
変化持続時間	一生変化しない（不変性）	変化する（病変細胞がないと検出しない）	
血縁者との共有可能性	あり	なし	
変化の内容	質	質・量	量

55 遺伝学的検査① 確定診断

▶患者を対象とした遺伝学的検査——確定診断

　患者を対象とした遺伝学的検査は，すでに発症している症状から見立てた，臨床的に可能性が高い疾患の確定診断や鑑別診断を目的として行われる。臨床的有用性が確立した遺伝学的検査が選択できる遺伝性疾患が出てきている。

臨床的有用性
➡ 39 遺伝子関連検査・染色体検査③ 妥当性と有用性

▶検査前には

　患者を対象にした遺伝学的検査の説明・同意は，原則として主治医が行う。検査前に，検査の意義や目的とともに，結果が得られた後の状況，遺伝情報の特性から検査結果が血縁者に影響を与える可能性などを伝える（表55.1）。検査を受けるか受けないかについてそれぞれの選択肢のメリット・デメリットを十分に理解した上で，被検者が自律的に意思決定できるように支援する。必要に応じて専門家による遺伝カウンセリングを受けられるように配慮する。

遺伝情報
➡ 43 個人遺伝情報の扱い

遺伝カウンセリング
➡ 64 遺伝カウンセリング

▶検査の結果を踏まえて

　遺伝性疾患の診断は遺伝学的検査の結果だけではなく，臨床所見を含め総合的に行われる。結果をどのように伝えてほしいかは検査実施前から決めておくことも有用である。結果から確定診断が得られた場合には，当該疾患の経過や予後といった見通しや，治療法，療養に関する情報も提供する。同じ遺伝子内でも異なるバリアントによりタンパク質への影響は違うことから，**遺伝型・表現型相関**に関する情報も診療上有用であることに留意する。

　遺伝性疾患患者は複数の診療科を受診することも多く，検査結果は医療者だけでなく被検者本人にとってもその後のフォローに一生活用できる有用な情報となる。

バリアント
➡ 49 バリアント② タンパク質への影響

遺伝型・表現型相関
genotype phenotype correlation

遺伝型
➡ 15 遺伝型と接合性——ホモ・ヘテロ，シス・トランス

表現型
➡ 13 表現型

112

表 55.1　染色体検査告知に関しての医療関係者への提言

1. 染色体検査が必要だと判断したときは，親にその理由をきちんと説明し，同意のもとで行ってください。

2. 染色体検査を行う場合，結果のいかんにかかわらず，告知方法・フォローまで責任を持ってください。

3. 染色体の検査結果の伝え方については，あらかじめ親と相談してください。

4. 親に説明する際には，難しい医学用語を避けて，わかりやすい言葉を使い，説明内容をまとめたメモや資料等を渡してください。

5. 説明の後，親に質問の機会を作ってください。

6. 検査結果の告知の際，専門医療機関や専門医，療育機関，カウンセラー，親の会などの情報も提供してください。

7. 子どもの治療だけでなく，親のこころのケアも大切にしてください。

8. 同じ言葉でも，そのときの状態や，親の性格等によって，受け取る印象は全然違ってくるということを頭に入れていてください。

9. 子どものプライバシー保護について配慮してください。

10. どんなに重い障害を抱えていようとも，生まれてきた命，あるいは生まれてこようとする命を祝福してください。

（「染色体起因しょうがいじの親の会」ウェブサイト https://www.eve.ne.jp/FLC/ より）

56 遺伝学的検査② 非発症保因者診断

▶非発症保因者とは

　非発症保因者は，疾患原因遺伝子に病的バリアントあるいは転座を有しているものの，将来的に病的バリアントあるいは転座に起因する疾患を発症しない。これは，常染色体潜性遺伝疾患やX連鎖潜性遺伝疾患，染色体均衡型構造異常に認められる。非発症保因者本人は症状はないが，病的バリアントを次世代に伝え，子は発症することがある。

▶非発症保因者遺伝学的検査とは

　非発症保因者遺伝学的検査は，子がその疾患を有する確率（再発率，リスク）を明らかにしたり，子の出生前遺伝学的検査や着床前遺伝学的検査の実施の可能性を知るために行われることがある（図56.1）。

　非発症保因者遺伝学的検査の対象者は，患者の両親など当該疾患を発症せず，治療は必要がないため，検査結果は本人の健康管理に必要ではない。そのため，本検査は，代諾ではなく本人の同意が得られるときのみ実施すべきである。

　常染色体潜性遺伝疾患やX連鎖潜性遺伝疾患の保因者が軽症あるいは別の疾患の発症リスクを有する場合も知られている。これらの場合には，非発症保因者遺伝学的検査として行っていた検査が，患者を対象とした確定診断や将来の発症を予知する発症前遺伝学的検査となることがある。

非発症保因者
asymptomatic carrier

常染色体潜性遺伝
➡ 24 単一遺伝子疾患⑦ 常染色体潜性遺伝

X連鎖潜性遺伝
➡ 27 単一遺伝子疾患⑩ X連鎖潜性遺伝

均衡型構造異常
➡ 10 染色体疾患④ 構造異常——均衡型と不均衡型

保因者
➡ 19 単一遺伝子疾患② ヘテロ接合体——保因者・未発症者

非発症保因者遺伝学的検査
asymptomatic carrier genetic testing

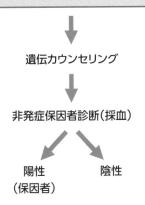

図 56.1　非発症保因者診断の手順

57 遺伝学的検査③ 発症前診断

▶未発症者とは

　成人発症（遅発性）の常染色体顕性遺伝疾患では，病的バリアントは有しているもののまだ発症に至らない時期の人，すなわち**未発症者**がいる。遺伝学的検査で確定診断された患者の血縁者は**アットリスク**であり，遺伝情報の特性の１つである予見性から，発症する前に検査結果情報をもとにした**発症前遺伝学的検査**の実施が可能である（図57.1）。

　浸透率が高い単一遺伝子疾患においては，病的バリアントを有すると将来の発症をほぼ確実に予測可能となる。浸透率が低い，あるいは不明でも，何らかの医学的介入が臨床的に有用である可能性がある単一遺伝子疾患は発症前遺伝学的検査の対象になる。一方，病的バリアントを持つことが判明してもどのような症状がいつ（時期），どの程度に出現するかは不明である。

　発症前遺伝学的検査は受検者の意思が第一である。検査実施前から疾患の予防法や発症後の治療法に関する情報を十分に理解した後に実施する必要がある。検査結果判明後ではなく検査前から，検査を行った場面でのメリット・デメリット，検査を行わなかった場面でのメリット・デメリットを想定する**予備的ガイダンス**が行われる（表57.1）。

　特に，現状で発症前の予防法や発症後の治療法が確立されていない疾患の発症前遺伝学的検査においては，検査前後の受検者の心理的影響への配慮および支援は必須である。結果の開示では疾患の特性や自然歴を再度十分に説明し，その後のフォロー体制も構築する。発症前遺伝学的検査は，遺伝医療担当者のみでなく，心理的支援，関連診療科も含めたチームで十分考慮し実施することが求められる。必要に応じて所属機関の倫理委員会への審査依頼も考慮する。

常染色体顕性遺伝疾患
➡ 21 単一遺伝子疾患④ 常染色体顕性遺伝

未発症者
non-progressor
➡ 19 単一遺伝子疾患② ヘテロ接合体――保因者・未発症者

アットリスク
at risk

遺伝情報
➡ 43 個人遺伝情報の扱い

発症前遺伝学的検査
presymptomatic testing

浸透率
➡ 22 単一遺伝子疾患⑤ 浸透率・新生変異

病的バリアント
➡ 50 バリアント③ 疾患との関わり

予備的ガイダンス
anticipatory guidance

心理的影響
➡ 78 心理的影響

自然歴
➡ 20 単一遺伝子疾患③ 検討する際に考慮されること

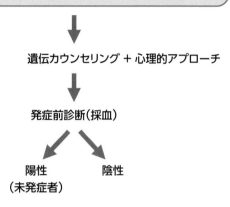

図 57.1　発症前診断の手順

表 57.1　予備的ガイダンス──さまざまな場面を想定

●検査を受けたときのメリット	●検査を受けたときのデメリット
【検査陽性のとき】	【検査陽性のとき】
【検査陰性のとき】	【検査陰性のとき】
●検査を受けないことのメリット	●検査を受けないことのデメリット

58 遺伝学的検査④ 出生前診断

遺伝学的**出生前検査**は出生前の胎児を対象とした遺伝学的検査で，単一遺伝子疾患や先天性疾患の有無を診断することができる。検査法によって，判明する疾患は異なる。

出生前検査
prenatal testing

▶遺伝学的出生前検査には侵襲的検査と非侵襲的検査がある

遺伝学的出生前検査は，多くは染色体疾患を対象にしている。検査の侵襲度から，侵襲的検査と非侵襲的検査に分けられる（表58.1）。

染色体疾患
➡ **7** 染色体疾患① 染色体量（コピー数）

侵襲的検査には，絨毛検査，羊水検査などがある。侵襲的検査は流産リスクを伴う。また，侵襲的検査は確定的検査でもあり，検査の実施により診断がほとんど確定する検査である。

一方，非侵襲的検査には超音波検査，NIPT（非侵襲性出生前遺伝学的検査，母体血胎児染色体検査）（図58.1），母体血清マーカー検査などがあり，いずれも不確かさがある非確定的検査である。不確かさの程度は検査法により異なり，感度・特異度，陽性適中率，陰性適中率が示される。陽性時の診断確定には，確定診断が必要とされる。

NIPT
non−invasive prenatal genetic testing

感度，特異度
➡ **40** 検査の能力① 感度・特異度

陽性適中率，陰性適中率
➡ **41** 検査の能力② 適中率

出生前検査は，胎児期からの管理・治療，分娩方法の決定や出生に向けての準備のためだけではなく，妊娠を継続するかどうかを判断するためにも行われるため，倫理的課題も内包している。

倫理的課題
➡ **79** ELSI（倫理的・法的・社会的課題）

表 58.1　出生前診断の種類

侵襲の有無	検査方法	検査時期	検査対象	備考
非侵襲的 （非確定的）	超音波検査	随時	胎児	
	NIPT （非侵襲性出生前遺伝学的検査）	10 週〜	母体血漿中の胎児 DNA	
	母体血清マーカー検査	15 〜 21 週	母体血清中のタンパク質	検査結果は確率
侵襲的 （確定的）	絨毛検査	9 〜 12 週	絨毛細胞	流産リスク 1%
	羊水検査	15 〜 17 週	羊水中の胎児細胞	流産リスク 0.3%
	臍帯血検査		胎児血液	

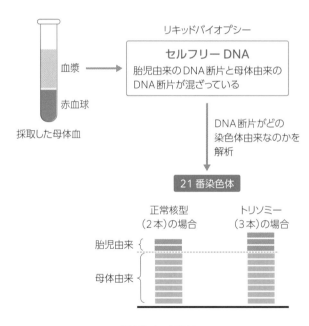

図 58.1　NIPT

59 遺伝学的検査⑤ 着床前診断

▶着床前診断は体外受精卵で行う検査である

　着床前診断（PGT）とは，体外受精で得られた約5日後の胚盤胞にある，将来胎盤となる栄養外胚葉由来の約5細胞を生検して染色体あるいは特定の遺伝子バリアントを解析し，罹患しない可能性の高い胚を選択し，子宮に胚移植する技術である（図59.1）。PGTは解析対象や目的により，PGT-A，PGT-SR，PGT-Mの3種に分かれる（表59.1）。

　PGT-Aは胚の染色体の数的異常を，PGT-SRは均衡型染色体構造異常保因者による胚の染色体の構造異常を確認するもので，カップルの不妊症および不育症が対象となる。PGT-Mは重篤な単一遺伝子疾患を対象とする。

▶日本でのPGTの実施状況

　PGTによる世界で最初の妊娠は，1990年に報告された。1998年に日本産婦人科学会からPGTに対する見解が示され，PGT-Mが臨床研究として開始された。日本では2004年に，重篤な遺伝性疾患の1つであるデュシェンヌ型筋ジストロフィーにおいて，初めて着床前診断の実施が承認された。2006年にはPGT-SRが見解に追加され，2018年には臨床研究が終了し医療行為と位置づけられた。また，2015年からPGT-Aが特別臨床研究として開始され，2019年からは実施施設が拡大された。2022年に，着床前遺伝学的検査に関する見解は，不妊症および不育症を対象（PGT-A/SR）と，重篤な遺伝性疾患を対象（PGT-M）に分かれた。2023年，PGT-Aは一部の施設においては，先進医療Bに認められた。PGT-Mの対象については検討がされている。

着床前診断
preimplantation genetic testing
(PGT)

PGT-A
preimplantation genetic testing
for aneuploidy

PGT-SR
preimplantation genetic testing
for structural rearrangements

PGT-M
preimplantation genetic testing
for monogenic

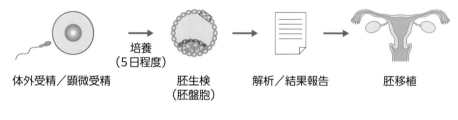

培養
（5日程度）

体外受精／顕微受精　　　　　胚生検　　　解析／結果報告　　　胚移植
　　　　　　　　　　　　　　（胚盤胞）

図 59.1　着床前診断（PGT）

表 59.1　3 種類の PGT

検査名	検査内容	検査目的
PGT−A	染色体の数的変化の有無を見る	胚移植における妊娠の成功率を高める
PGT−SR	染色体の構造的変化（不均衡型転座など）の有無を見る	均衡型転座を有するカップルにおいて流産と不均衡型転座の児の出生を回避する
PGT−M	疾患原因となる遺伝子の変化の存在の有無を見る	重篤な遺伝性疾患を有する家系のカップルにおいて疾患を有する児の出生を回避する

60 遺伝学的検査⑥ 疾患感受性検査

　疾患感受性検査（易罹患性検査，素因検査，体質検査）は，ゲノムを調べ，特定の多因子疾患への罹患のしやすさを知るための検査である（図60.1）。多因子疾患の発症には複数の遺伝要因（疾患感受性遺伝子やバリアント）が複雑に関わり，単一遺伝子疾患に比べて浸透率あるいは個々の遺伝子の遺伝型に基づく表現型の予測力は必ずしも高くない。

　疾患感受性検査は易罹患性すなわち「その疾患にかかりやすいかどうか」を知る予測的遺伝学的検査であり，疾患の予防などに役立つことから，今後その発展が期待される。一方，疾患感受性検査の結果は，疾患発症に関わるリスク（確率）である。そのため，結果が陽性でも罹患するとは限らないし，陰性でも罹患しないとはいい切れず，結果の臨床的意義は必ずしも明確ではない。解析する遺伝子，バリアント数によっても結果が異なる。最近，リスクに関連するバリアントの数により疾患リスクを評価する指標として**ポリジェニックリスクスコア**（PRS）が提唱されている。疾患感受性検査の臨床応用には，その検査の感度，特異度，陽性適中率，陰性適中率などから，分析的妥当性，臨床的妥当性，臨床的有用性の科学的根拠を明確にする必要がある。

　多因子疾患の遺伝要因は祖先系集団ごとに少しずつ異なる場合があり，同じ検査を行っても個人間で結果の解釈は異なる。疾患感受性検査の解析遺伝子は単一遺伝子疾患の原因遺伝子のこともある。臨床的に多因子疾患だと考えられても，遺伝学的検査の結果，単一遺伝子疾患の病的バリアントが見つかることがある。必要に応じて遺伝カウンセリングの提供なども考慮した上で実施する。

疾患感受性検査（易罹患性検査，素因検査，体質検査）
susceptibility testing

多因子疾患
→ 36 多因子疾患

浸透率
→ 22 単一遺伝子疾患⑤ 浸透率・新生変異

表現型
→ 13 表現型

ポリジェニックリスクスコア
polygenic risk score（PRS）

分析的妥当性，臨床的妥当性，臨床的有用性
→ 39 遺伝子関連検査・染色体検査③ 妥当性と有用性

遺伝カウンセリング
→ 64 遺伝カウンセリング

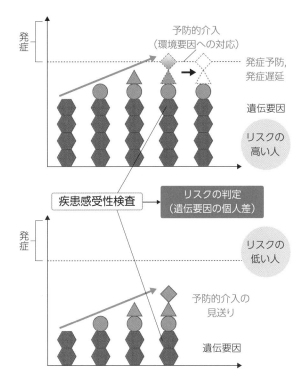

図 60.1　疾患感受性検査

61 体細胞遺伝子検査——単一遺伝子の検査から網羅的解析へ

▶体細胞遺伝子検査の目的はさまざまある

体細胞遺伝子検査により，がん細胞に認める病的バリアントが検出されると，がんの診断や病型が確定されるだけでなく，悪性度の判定や治療効果の判定，治療後の**微小残存病変**（MRD）の追跡による再発の早期発見にも役立つ。

近年，がん関連遺伝子のバリアントにより生じた分子（タンパク質）を標的にする分子標的薬が開発された。分子標的薬が「効きそうか」どうかを判定するための検査（コンパニオン診断）目的に体細胞遺伝子検査が実施されるようになってきた。コンパニオン診断は個別化医療であり，遺伝子レベルでがんの特徴に合わせてがんを分類・治療するという視点が加わった。

微小残存病変
minimal residual disease（MRD）

がん関連遺伝子
➡ 28 がん① がんと遺伝子

コンパニオン診断
➡ 73 遺伝性疾患の治療⑤ 分子標的薬

▶がん遺伝子パネル検査

がん種によっては治療方針を決定するまでに多くの遺伝子を調べる必要が出てきたため，次世代シークエンサー（NGS）により複数のがん関連遺伝子の変化を一度に解析できる「がん遺伝子パネル検査」が加わった（図 61.1）。

「がん遺伝子パネル検査」では網羅的解析になるので，検出されるバリアントの解釈が重要となる。がん遺伝子パネル検査では，がん細胞特有のバリアントではなく，すべての細胞に共通する生殖細胞系列バリアントが見つかることがある（**二次的所見**，図 61.2）。検体ががん細胞のみのとき（T only）は，この病的バリアントは**生殖細胞系列由来であることが推定される病的バリアント**（PGPV）となり，確定のためには確認検査が必要となる。がん細胞でない血液などを検体として併せて解析する（T/N ペア）と，バリアントが生殖細胞系列由来であるかは確認される。

二次的所見
secondary findings / germline findings

生殖細胞系列由来であることが推定される病的バリアント
presumed germline pathogenic variant（PGPV）

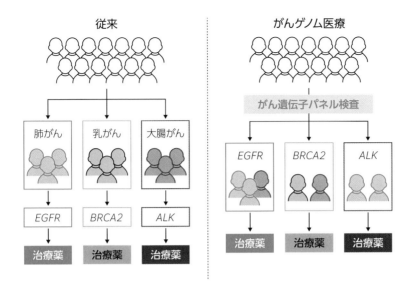

図 61.1　がん遺伝子検査とがん遺伝子パネル検査

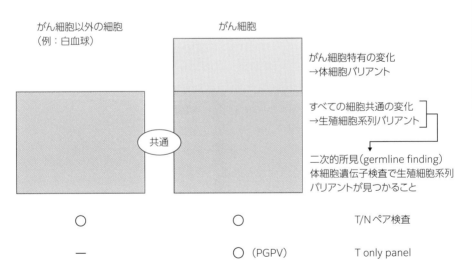

図 61.2　がんゲノム遺伝子検査における一次的所見，二次的所見

62 消費者直結型（DTC）遺伝子検査

▶遺伝子検査ビジネスの広がり

　近年，医療機関を介さずに，検査を受ける人（消費者）が事業者から直接，検査キットを入手し，試料の採取，検査結果の受け取りを行う，**消費者直結型**（direct to consumer：**DTC）遺伝子検査**がある。

消費者直結型遺伝子検査
direct to consumer (DTC) genetic testing

　DTCの検査項目には，病気のなりやすさや体質といった健康に関わるものだけではなく，個人の能力や性格，あるいは血縁関係を判定するものもあり，「遺伝子検査ビジネス」として広がりを見せている。

　DTC遺伝子検査は，診断ではないことに注意する必要がある。多くは，体質あるいは将来の発症のリスクを確率で示しているにすぎない。ある疾患を確実に発症するかどうかはわからない。また，事業者により解析する遺伝子（数，種類）や項目数，評価方法は異なる。同じ体質や疾患を対象とする検査を受けても，結果は必ずしも同じにはならない。

▶DTC遺伝子検査の課題

　DTC遺伝子検査を行う事業者側には，遺伝子解析の質の担保，検査の科学的根拠，消費者への情報提供の方法，検査後における個人遺伝情報の取り扱いなどの課題がある。

個人遺伝情報
➡ 43 個人遺伝情報の扱い

　一方で，検査を受ける消費者の側にも課題がある。DTC遺伝子検査は医療機関を介さずに行われることから，受検する場合は，消費者自身が検査の意味をよく理解し，出てきた結果を受け止める必要がある（表62.1）。

　現状では，遺伝子や遺伝子検査，ヒトの遺伝への理解が，社会全体に浸透しているとはいえない。この分野の遺伝リテラシーを少しずつでも向上させていくことが必要である。

遺伝リテラシー
➡ 81 ヒトの遺伝リテラシーと教育

表 62.1　遺伝子検査サービスを購入しようか迷っている人のためのチェックリスト 10 か条

① 診断ではありません

② 会社によって答えはバラバラです

③ 研究が進めば，確率は変わります

④ 予想外の気持ちになるかもしれません

⑤ 知らないでいる権利の存在を知りましょう。知った後は戻れません

⑥ 自分で知ろうと決めたなら，医師に頼るのはやめましょう

⑦ 血縁者と共有している情報を大切に扱いましょう

⑧ 強制検査・無断検査はダメ，プレゼントにも不向きです

⑨ あなたの DNA やゲノムのデータの行方に関心を持ちましょう

⑩ 子どもには，大人になって自分で選べる権利を残しましょう

（遺伝子検査サービスを購入しようか迷っている人のためのチェックリスト 10 か条。Ver. 2. 東京大学医科学研究所公共政策研究分野のウェブサイト https://www.pubpoli-imsut.jp/news より）

第**3**章

遺伝子・ゲノムを医療に活用する
——遺伝医療・ゲノム医療

63 遺伝医療・ゲノム医療の歴史
──研究から医療へ

　遺伝医療・ゲノム医療は，ゲノム・遺伝子解析研究の成果により大きく進展してきた。1900 年にメンデルの法則が再発見され，1953 年に DNA の二重らせん構造が発見されて以降，その歩みは加速し，2003 年にはヒトゲノムの塩基配列がすべて決定された。

▶ゲノム情報を医療に活用する時代へ

　すべてのゲノム配列が判明した「ポストゲノム」の時代となり 20 年，遺伝学・ゲノム学は他の学問分野に類を見ないほどの急速な発展を遂げている。ゲノムデータは遺伝性疾患の病因遺伝子の探索・同定に基づいた病態解明を可能にし，治療法や診断・検査の開発へとつながり，遺伝医療へと橋渡しされた。解析結果であるバリアントデータを基盤とした診断・検査は，すべての診療科にとって医療行為の 1 つになりつつある。さらに，網羅的解析によりゲノム情報を広く有効に活用できるゲノム医療時代を迎えている（図 63.1）。

　2013 年には，アンジェリーナ効果（BRCA 遺伝学的検査）や国内における NIPT（非侵襲性出生前遺伝学的検査，母体血胎児染色体検査）の実施により，遺伝医療の幅が広がった。2019 年にはがんゲノム医療が保険適用となった。

　遺伝医療・ゲノム医療が医療の一分野となった今，遺伝カウンセリングや倫理的・法的・社会的課題（ELSI）や社会資源の充実への対応をはじめとした遺伝診療体制の充実が全国均てんに必要とされる。また，だれもが遺伝医療・ゲノム医療の対象となる可能性があり，ヒトの遺伝についての共通認識を有するゲノム・遺伝リテラシー（理解度）の向上，準備が求められる。

ゲノム
➡ 82 ゲノム① ゲノムと DNA

ゲノムデータ
➡ 42 ゲノムの変化が起こる時期
　　──生殖細胞系列と体細胞

バリアント
➡ 48 バリアント① ゲノムの変
化とバリアント

BRCA 遺伝学的検査
➡ 38 遺伝子関連検査・染色体検
査② 医療における位置づけ，保
険適用の拡大

NIPT
➡ 58 遺伝学的検査④ 出生前診
断

遺伝カウンセリング
➡ 64 遺伝カウンセリング

倫理的・法的・社会的課題
ethical, legal, and social issues
(ELSI)
➡ 79 ELSI（倫理的・法的・社会
的課題）

遺伝リテラシー
➡ 81 ヒトの遺伝リテラシーと
教育

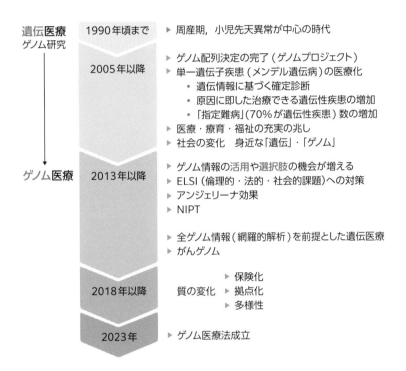

図 63.1　遺伝医療からゲノム医療へ

64　遺伝カウンセリング

▶遺伝カウンセリングとは

　遺伝に関わる悩み・気がかりや不安を持っている人に，十分に話を聞きながら，科学的根拠に基づく正確な医学的情報をわかりやすく伝え，理解してもらい，自らの力で問題を解決していけるよう，心理面や社会面も含めた支援をする場が**遺伝カウンセリング**である。遺伝カウンセリングは決して一方的に遺伝医学的情報を提供するだけではない（図 64.1）。遺伝医療・ゲノム医療が医療の一分野となった今，遺伝カウンセリングに関する基礎知識・技能・マインドは，医師をはじめ，すべての医療者が習得しておくことが望ましい。

遺伝カウンセリング
genetic counseling

▶遺伝カウンセリングの対象は「誰でも」

　遺伝についての気がかりは，症状がない人にもある。また，同じ人でも進学，就職，結婚，出産といったライフステージにより関心事は変化するため，内容は多様である。
　遺伝カウンセリングは，遺伝性疾患の患者だけではなく，遺伝情報を受け継ぐ可能性がある血縁者（**アットリスク**），あるいは遺伝について不安や悩みを抱えている人など，その対象者は医療の対象である有病者よりも幅広いため，**来談者**あるいは**クライエント**と呼ばれている。遺伝カウンセリングにおいてはクライエントと遺伝カウンセリング担当者との良好な信頼関係に基づき，さまざまなコミュニケーションが行われ，この過程で心理的・精神的援助がなされる。

アットリスク
at risk
➡ **19** 単一遺伝子疾患② ヘテロ
接合体──保因者・未発症者

来談者/クライエント
client

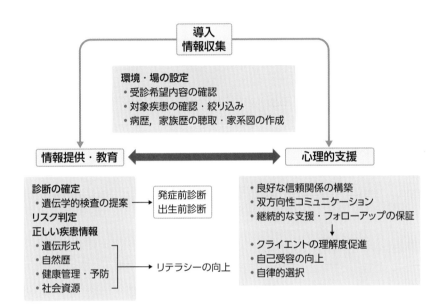

図 64.1　遺伝カウンセリングの流れ

遺伝カウンセリングのプロセスは，（1）疾患の発生および再発の可能性を評価するための家族歴および病歴の情報収集，（2）遺伝現象，検査，マネジメント，予防，資源および研究についての情報提供・教育，（3）インフォームド・チョイス（十分な情報を得た上での自律的選択），およびリスクや状況への適応を促進するための心理的支援といった3つの要素が相補的に関係し合い，クライエントの理解度に応じて進められる。

65 臨床遺伝専門職

▶遺伝子医療部門

遺伝性疾患には，症状も好発する年齢もさまざまである。また，症状が現れる前からの健康管理や**サーベイランス**も有用である。そのため，関連診療科間および多職種の連携や，一生にわたるフォローアップができる体制の構築が特に求められる。

さらに，遺伝医療には倫理的な課題を有する，対応が困難な事例（遺伝カウンセリングジレンマ）もある。治療法の確立していない遺伝性疾患の発症前診断や，選択的中絶も選択肢となる出生前診断などである。これらに担当医一人で対応することは難しく，多角的な視点から検討することができるチーム医療，すなわち，総合的臨床遺伝医療として取り組むことが望ましい。

総合的臨床遺伝医療は，医療機関によって「遺伝子診療部」「遺伝診療科」などの名称で部門が整備され，実践されている（図65.1）。組織を構成するメンバーは，臨床遺伝専門医とともにできるだけ専門の異なる複数の医師，および，認定遺伝カウンセラーや看護職など医師以外の医療職である。

▶臨床遺伝専門職

遺伝カウンセリングの担当者は，プライバシーを尊重し，クライエントを手助けするために傾聴・共感し，意思決定を誘導しない（非指示性）姿勢をとることが求められる。現在，日本にはカウンセリング専門職として，（1）医師を対象とする「臨床遺伝専門医」，（2）非医師を対象とする「認定遺伝カウンセラー」，（3）看護師を対象とする「遺伝看護専門看護師」がある（表65.1）。

遺伝性疾患
➡①遺伝性疾患① 遺伝性疾患とは？

サーベイランス
surveillance
➡㉛がん④ 遺伝性腫瘍 (2)

倫理的課題
➡�79 ELSI（倫理的・法的・社会的課題）

発症前診断
➡57遺伝学的検査③ 発症前診断

出生前診断
➡58遺伝学的検査④ 出生前診断

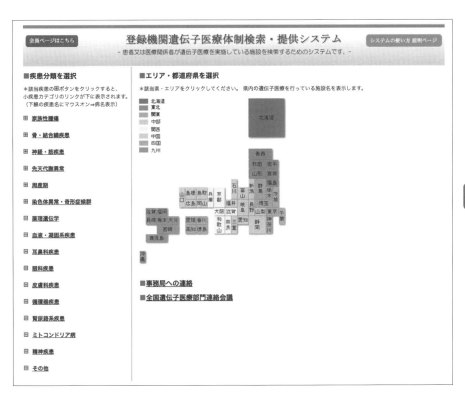

図 65.1　全国遺伝子医療部門連絡会議のウェブサイトにある登録機関遺伝子医療体制検索・提供システムのページ

疾患分類，あるいは地域から，遺伝子医療部門を持つ医療機関を検索することができる。http://www.idenshiiryoubumon.org/search/

表 65.1　遺伝カウンセリング専門職

名称	認定開始年	認定組織	人数
臨床遺伝専門医	1991 年	日本人類遺伝学会と日本遺伝カウンセリング学会	1,853 人（2024 年 5 月現在）
認定遺伝カウンセラー	2005 年	日本遺伝カウンセリング学会と日本人類遺伝学会	388 人（2024 年 3 月現在）
遺伝看護専門看護師	2007 年	日本看護協会	24 人（2023 年 12 月現在）

66 日本医学会「医療における遺伝学的検査・診断に関するガイドライン」2022

　医療の場において遺伝学的検査・診断の実施の際に，国民によりよい医療を提供するために，医師をはじめ医療従事者が留意すべき基本的事項と原則として，**医療における遺伝学的検査・診断に関するガイドライン**」が医学系の学会の統合学術団体である日本医学会で 2011 年にまとめられた。

　このガイドラインでは「すでに発症している患者を対象に行う場合」と「その時点では，患者ではない人を対象に行われる場合（非発症保因者遺伝学的検査，発症前遺伝学的検査，出生前遺伝学的検査，着床前遺伝学的検査）」とを明確に分けて留意点を記載している。

　また，遺伝情報の特性を十分に理解した上で遺伝学的検査・診断を実施し，診療記録として共有することを求めている。そのためには，患者・家族とまず関わる各診療科の医師が遺伝医学に関する十分な理解と知識および経験を持つ必要がある。必要に応じて，遺伝医療の専門職と連携して対応することが重要と述べられている。

　その後，網羅的遺伝子解析技術によるゲノム医療が医療全域にわたって広く有効に利用される時代を迎え，遺伝学的検査・診断は，すべての診療科にとって重要な医療行為になりつつある。ガイドラインはその対象者を医師以外の医療者全員に広げて 2022 年 3 月に改定された（図 66.1）。

　また，厚生労働省から出された「医療・介護関係事業者における個人情報の適切な取り扱いのためのガイドライン」（2004 〜 2018 年）および「ガイダンス」（2018 年以降）には，遺伝情報を診療に活用する場合の取り扱いの項があり，このガイドラインをひもづけている（図 66.2）。

日本医学会「医療における遺伝学的検査・診断に関するガイドライン」（2022 年 3 月改定）
https://jams.med.or.jp/guideline/genetics-diagnosis_2022.pdf

遺伝情報の特性
→ 43 個人遺伝情報の扱い

遺伝医療の専門職
→ 65 臨床遺伝専門職

66

2011年2月 ━━━━━━━━━━➤ 2022年3月改定

はじめに
1. 本ガイドラインの適用範囲
2. 遺伝学的検査・診断を実施する際に考慮すべき遺伝情報の特性
3. 遺伝学的検査の留意点
  3-1) すでに発症している患者の診断を目的として行われる遺伝学的検査
  3-2) 非発症保因者診断，発症前診断，出生前診断を目的に行われる遺伝学的検査
    3-2)-(1) 非発症保因者診断
    3-2)-(2) 発症前診断
    3-2)-(3) 出生前診断
  3-3) 未成年者などを対象とする遺伝学的検査
  3-4) 薬理遺伝学検査 ─ 削除
  3-5) 多因子疾患の遺伝学的検査（易罹患性診断）
4. 個人情報および個人遺伝情報の取扱い
5. 遺伝カウンセリング
おわりに

はじめに
1. 本ガイドラインの適用範囲
2. 遺伝学的検査・診断を実施する際に考慮すべき遺伝情報の特性
3. 遺伝学的検査の留意点
  3-1) すでに発症している患者の診断を目的として行われる遺伝学的検査
    3-1)-(1) 遺伝学的検査を実施する前の準備
    3-1)-(2) 遺伝学的検査結果の伝え方
  3-2) 非発症保因者遺伝学的検査，発症前遺伝学的検査，新生児マススクリーニング検査，出生前遺伝学的検査，着床前遺伝学的検査
    3-2)-(1) 非発症保因者遺伝学的検査
    3-2)-(2) 発症前遺伝学的検査
    3-2)-(3) 新生児マススクリーニング
    3-2)-(4) 出生前遺伝学的検査，着床前遺伝学的検査
  3-3) 未成年者等や同意能力がない者を対象とする遺伝学的検査
  3-4) 多因子疾患の遺伝学的検査（易罹患性診断）
4. 個人情報および個人遺伝情報の取扱い
  1) 個人情報の保護
  2) 診療記録への記載
  3) 医療従事者への教育・研修
  4) 被検者に対する守秘義務と血縁者への結果説明
  5) 社会的不利益や差別の防止への配慮
5. 遺伝カウンセリング
6. 遺伝学的検査の実施
おわりに

図 66.1　日本医学会「医療における遺伝学的検査・診断に関するガイドライン」の項目の変化
2022 年 3 月の改定で追加された項目に色をつけて示した。改定版の全文を本書 p.191 に掲載している。

10.　遺伝情報を診療に活用する場合の取扱い
　遺伝学的検査等により得られた遺伝情報については，本人の遺伝子・染色体の変化に基づく体質，疾病の発症等に関する情報が含まれるほか，その血縁者に関わる情報でもあり，その情報は生涯変化しないものであることから，これが漏えいした場合には，本人及び血縁者が被る被害及び苦痛は大きなものとなるおそれがある。したがって，遺伝学的検査等により得られた遺伝情報の取扱いについては，UNESCO 国際宣言等（別表 6 参照），別表 5 に掲げる指針及び関係団体等が定める指針を参考とし，特に留意する必要がある。
　また，検査の実施に同意している場合においても，その検査結果が示す意味を正確に理解することが困難であったり，疾病の将来予測性に対してどのように対処すればよいかなど，本人及び家族等が大きな不安を持つ場合が多い。したがって，医療機関等が，遺伝学的検査を行う場合には，臨床遺伝学の専門的知識を持つ者により，遺伝カウンセリングを実施するなど，本人及び家族等の心理的社会的支援を行う必要がある。

図 66.2　医療・介護関係事業者における個人情報の適切な取り扱いのためのガイダンス（2017 年 4 月，厚生労働省）の項目 10
（https://www.mhlw.go.jp/content/001235843.pdf より）

67 遺伝性疾患の支援
——医療費支援制度，社会福祉制度

▶医療費支援制度

遺伝性疾患患者の医療費を軽減できる制度として「医療費控除」「高額療養費」「医療費助成」などがある（図 67.1）。年齢や疾患，重症度，所得などによってそれぞれ利用できる制度，助成される金額，自己負担が異なる。

医療費助成の1つに特定医療費（指定難病）がある。確立された対象疾病の診断基準とそれぞれの疾病の特性に応じた重症度分類などが，個々の疾病ごとに設定されている。指定難病と診断され，重症度分類などに照らして，病状が一定程度以上（日常生活または社会生活に支障があると医学的に判断される程度）の場合に対象となる。指定難病の約7割が遺伝性疾患（ほとんどは単一遺伝子疾患）である。申請するときに，患者，その家族は「遺伝性」を考える機会となることがある。

指定難病
➡ **6** 遺伝性疾患⑥ 難病

▶社会福祉制度

医療費の支援だけでなく，自立した日常生活を営むことができるように療養環境を整える福祉サービス公的制度がある（図 67.1）。支援の中には障害者手帳の取得が必要となる場合もある。2013 年（平成 25 年）から「障害者自立支援法」が「障害者の日常生活及び社会生活を総合的に支援するための法律（障害者総合支援法）」となり，障害者（児）の定義に政令で定める難病などが追加された。難病患者でも，疾状の変動などにより，身体障害者手帳の取得ができない人もいる。そのような人も障害福祉サービスなどの対象となる指定難病が増えてきた。

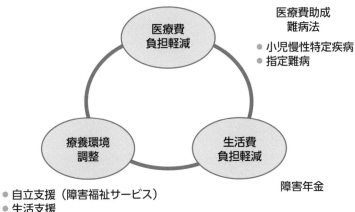

医療費助成
難病法

● 小児慢性特定疾病
● 指定難病

障害年金

● 自立支援（障害福祉サービス）
● 生活支援

障害者総合支援法

図 67.1　遺伝性疾患患者への支援

67

遺伝性疾患の支援──医療費支援制度、社会福祉制度

患者・家族会，患者支援団体

▶ 患者支援団体

　患者を支援する団体とは「患者とその家族，支援者によって構成され，療養環境の改善を目的とした定款や規則（会則）によって定義された役割を持つ支援団体」である。日本において患者を支援する団体は，「患者会」であることが多い。患者会とは，自助または共助のために患者同士が集まり自主的に運営している団体である。会員は基本的に「持病を抱える患者」から構成されている。地域ごと・疾患ごとに会が存在し，情報の共有，講演会やセミナーなどを実施している。

　患者を支援する団体の役割は，大きく分けて (1) 自分自身の病気（難病）を正しく理解すること，(2) 同じ病気を持つ患者・家族同士での助け合い，(3) 療養環境の改善・整備を目的とした社会への働きかけ，の3つである。

　近年は，医療や研究を進めるうえで，患者やその家族・市民の経験や思いを聞きながら参考になる意見を生かしていく，**患者市民参画** (PPI) が注目されている。

患者市民参画
patient public involvement
(PPI)

▶ ピアカウンセリング

　同じ病気を持つ患者・家族同士での助け合いとして，**ピアカウンセリング**がある。ピアとは仲間という意味であり，ピアカウンセリングとは，同じ背景を持つ人同士が対等な立場で話を聞きあうことである（図68.1）。当事者のことを最もよく理解しているのはその人自身であるという人間信頼，自己信頼にのっとった立場に立ち，その上で平等に，対等に力と時間を使っていく。遺伝カウンセリングをはじめとした医療とは異なる立場として，患者・家族を支援する取り組みである。

ピアカウンセリング
peer counseling

ピアサポート5か条

1. 語り合い・支え合う関係を築き，互いのエンパワメントを実現する
2. 自分たちの活動の内容や体験的知識を社会に向けて発信する
3. 外部から広くフィードバックを受け，継続するための自律した組織基盤を作ることを目指す
4. 個人情報に配慮しながら，相談内容を記録・共有する
5. 独りよがりにならないように，社会に役立つ関わりや交流を行う

図 68.1　ピアサポート5か条
（VHO-net が考える改訂版ピアサポート5か条　https://www.vho-net.org/2023/12/22/8564/ より）

69 遺伝性疾患の治療① 概論

▶遺伝性疾患の原因に基づく治療

　遺伝性疾患のうち単一遺伝子疾患は，1つの原因遺伝子に生じた塩基配列の変化（病的バリアント）により，遺伝子産物であるタンパク質が正常に作られないことで起こる疾患である。原因遺伝子の同定の後，疾患の病態が明らかになることにより，従来の対症療法だけでなく，発症メカニズムに基づいた治療法が開発されてきている。疾患の治療として，疾患による影響を排除，軽減できるよう，原因遺伝子から出現する症状までの各ステップに向けたさまざまなアプローチが行われている（図69.1）。

病的バリアント
➡ 50 バリアント③ 疾患との関わり

▶遺伝性疾患の治療は個別化医療である

　これらの発症メカニズムに基づいた治療法は，原因遺伝子ごとだけではなく，遺伝形式，遺伝型や病的バリアントにより生成されるタンパク質の機能（機能喪失，機能獲得）といった個別の状況によっても効果が異なっている。したがって，治療選択においては，遺伝学的検査による診断の確定とともにバリアント情報が有用となることもある。

▶遺伝性疾患の治療の課題

　遺伝性疾患の病態は持続していることから，治療は生涯に渡ることもある。定期的な投与が必要である治療法がある一方，持続性がある遺伝子治療が期待される。

　治療開始時期は，「発症してから」になることが多い。血縁者や新生児マススクリーニングのように，未発症時期に疾患が同定されることもある。未発症期のマネージメント・サーベイランス，発症予防に向けたアプローチも重要となる。

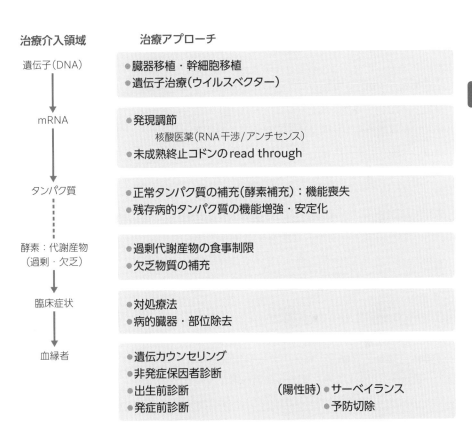

治療介入領域　　**治療アプローチ**

遺伝子（DNA）
- ●臓器移植・幹細胞移植
- ●遺伝子治療（ウイルスベクター）

↓

mRNA
- ●発現調節
  核酸医薬（RNA干渉/アンチセンス）
- ●未成熟終止コドンのread through

↓

タンパク質
- ●正常タンパク質の補充（酵素補充）：機能喪失
- ●残存病的タンパク質の機能増強・安定化

┊

酵素：代謝産物（過剰・欠乏）
- ●過剰代謝産物の食事制限
- ●欠乏物質の補充

↓

臨床症状
- ●対処療法
- ●病的臓器・部位除去

↓

血縁者
- ●遺伝カウンセリング
- ●非発症保因者診断
- ●出生前診断　　　　　　　（陽性時）●サーベイランス
- ●発症前診断　　　　　　　　　　　　●予防切除

図 69.1　遺伝性疾患（単一遺伝子疾患）への治療アプローチ

70 遺伝性疾患の治療②
遺伝子治療

▶遺伝子治療

　遺伝子治療とは，疾病の治療あるいは治療法の開発を目的
とし，遺伝子や遺伝子を導入した細胞をヒトの体内に導入す
ることである。対象となる細胞は患者本人の体細胞である。

　治療方法は病態により異なる。遺伝子の機能がない，ある
いは低下している場合（機能喪失型）では，体外から機能性
遺伝子の補充を行う。病的な遺伝子産物が細胞に害を与えて
いる場合（顕性阻害）では，その産物の発現を抑制する。遺
伝子を導入する手法として，さまざまなウイルスベクターが
用いられる（表70.1）。最近はゲノム編集も検討されている。

　米国では，1990年に最初の本格的な遺伝子治療が行われ
たのを契機に，現在では数千件の遺伝子治療が行われてい
る。日本では1995年に単一遺伝子疾患である**重症複合免疫
不全**（SCID）の患児に遺伝子治療が行われた。

遺伝子治療
gene therapy

重症複合免疫不全
severe combined immunodeficiency (SCID)

▶遺伝子の導入経路 ── *in vivo* か *ex vivo* か

　生体内への遺伝子の導入経路は，遺伝子を直接生体内へ投
与する体内遺伝子治療（*in vivo*）と，**幹細胞**を体外に取り
出し，遺伝子を導入した後に再び生体内へ戻す体外遺伝子治
療（*ex vivo*）とに大別される（図70.1）。理想的な標的と
なる細胞が，自己複製能を持つ幹細胞であることを考える
と，罹患者から樹立可能な**iPS細胞**を用いた遺伝子治療研
究はこれから活発に行われていくと期待される。

幹細胞
stem cell

iPS細胞
induced pluripotent stem cell

▶核酸医薬

　合成された核酸あるいは修飾型核酸を薬効本体として，直
接生体内に作用し自身によるタンパク質発現に影響する核酸
医薬が注目されている。

表70.1 遺伝子治療に用いられるベクター

| ベクターの種類 | 染色体組込み | 導入可能細胞 | | 遺伝子発現期間 | 主な投与法 | 主な対象疾患 | 安全性などに関する特徴 |
		分裂細胞	非分裂細胞				
レトロウイルス	○	○	×	長期	*ex vivo*	遺伝性疾患，がん	● 大量生産が容易 ● 挿入変異リスク
レンチウイルス	○	○	○	長期	*ex vivo*	遺伝性疾患，がん	● 挿入変異リスク ● 病原性
アデノウイルス	低頻度	○	○	短期	*in vivo*	がん	● 高力価 ● 好原性
AAV（アデノ随伴ウイルス）	低頻度	○	○	長期（非分裂細胞）	*in vivo*	遺伝性疾患，神経疾患，眼疾患	● 野生型も病原性がない ● 挿入遺伝子の大きさに制限
プラスミド	低頻度	△	△	短期	*in vivo*	末梢血管疾患，がん	● ウイルスを使用しない ● 導入効率が低い

渡邉淳．診療・研究にダイレクトにつながる遺伝医学．東京：羊土社，2017より

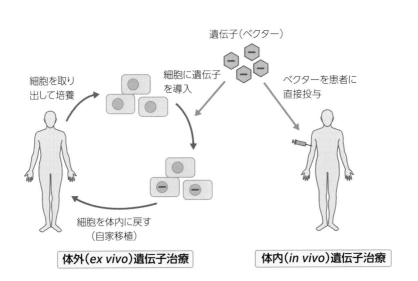

体外（*ex vivo*）遺伝子治療　　**体内（*in vivo*）遺伝子治療**

図70.1 体内遺伝子治療と体外遺伝子治療

71 遺伝性疾患の治療③ タンパク質補充療法

▶タンパク質補充療法は欠損しているタンパク質を注入して補う治療法

タンパク質補充療法は，遺伝性疾患の患者で欠損しているタンパク質を体外から注入して補充する治療法である。特に，先天代謝異常症の患者に対して生まれつき欠損している酵素を投与し治療する**酵素補充療法**（ERT）が注目されており，日本でも治療薬の承認が進んでいる（表71.1）。

補充するタンパク質製剤は組換え DNA 技術により大量生産されている。作製するタンパク質が単純な場合は，大腸菌や酵母といった単細胞生物で産生される。一方，作製するタンパク質が糖鎖の付加などの翻訳後修飾を必要とする場合は，動物細胞を用いて作られる。

タンパク質補充療法
protein replacement therapy

酵素補充療法
enzyme replacement therapy
(ERT)

▶タンパク質補充療法の課題

タンパク質補充療法には，いくつかの課題がある。投与されたタンパク質は生体内で分解されるため，1回の治療薬投与で得られる効果は一時的なものである。そのため，患者は通院して定期的に投与を受ける必要がある。

また，投与タンパク質を身体が異物と判断し，治療薬に対する抗体が産生されてしまうこともある。他にも，タンパク質が血液脳関門を越えられないため，中枢神経系には治療薬が届かない，といった限界もある。

疾患によっては，原因遺伝子産物である残存タンパク質の機能増強，安定化をもたらす薬剤が開発されている。

表 71.1　遺伝性疾患に向けたタンパク質補充療法医薬品

分類	補充タンパク質	遺伝性疾患		承認年（日本）
酵素	グルコセレブロシダーゼ	ゴーシェ病		1998
	α-ガラクトシダーゼ A	ファブリー病		2004
	酸性 α-グルコシダーゼ	糖原病 II 型		2007
	α-L-イズロニダーゼ	ムコ多糖症 I 型	リソソーム病	2008
	イズロン酸-2-スルファターゼ	ムコ多糖症 II 型		2007
	ヒト N-アセチルガラクトサミン-4-スルファターゼ	ムコ多糖症 IV 型		2008
	DNA 分解酵素	嚢胞性線維症		2012
	アルカリホスファターゼ	低ホスファターゼ症		2015
血液凝固因子	血液凝固第 VIII 因子	血友病 A		1993
	血液凝固第 IX 因子	血友病 B		2009
	アンチトロンビン	先天性アンチトロンビン欠乏症		2015

72 遺伝性疾患の治療④ 新生児マススクリーニング

▶新生児マススクリーニングによって単一遺伝子疾患を同定し早期発見，治療につなげる

　新生児マススクリーニングは，先天代謝異常症（図 72.1）などを発症する前に効果的な治療を始めるため，生後まもなく実施する検査である。新生児マススクリーニングは，疾患の可能性がある新生児を「拾い上げる」検査であり，陽性の結果が出ても，罹患していると確定していない。精密検査の結果，正常と判断される偽陽性の場合もある。

　日本において新生児マススクリーニングは，1977 年にアミノ酸代謝異常症 3 疾患（フェニルケトン尿症，ホモシスチン尿症，メープルシロップ尿症），糖質代謝異常症であるガラクトース血症などの 6 疾患で始まった。その後，有機酸代謝異常症（メチルマロン酸血症，プロピオン酸血症など），脂肪酸代謝異常症（MCAD 欠損症，VLCAD 欠損症など）を含む 20 疾患へスクリーニング対象が広がっている。対象疾患の多くは先天性疾患のうち常染色体潜性遺伝形式をとる単一遺伝子疾患であり，患者の両親をはじめ家系内では患者がいないため診断されたときには症状が進行していることがある。日本では，ほとんどすべての新生児がマススクリーニングを受検している。

▶拡大新生児スクリーニング

　新たな検査法や治療法が実用化され新規対象候補疾患が増加し，自治体単位で独自に対象疾患を拡大してスクリーニングが実施されている。拡大新生児スクリーニングの対象であった，重症複合免疫不全症（SCID）と脊髄性筋萎縮症（SMA）の 2 疾患は，2024 年度から新生児マススクリーニングの対象疾患となった。

新生児マススクリーニング
newborn screening

先天性疾患
➡ 4 遺伝性疾患④ 先天性疾患

常染色体潜性遺伝
➡ 24 単一遺伝子疾患⑦ 常染色体潜性遺伝

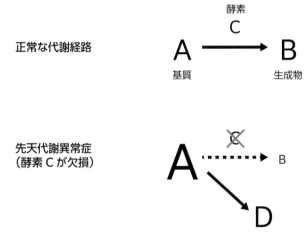

正常な代謝経路

酵素
C

A　→　B

基質　　　生成物

先天代謝異常症
（酵素 C が欠損）

A　‥‥▸　B

D

図 72.1　先天代謝異常症における病態のイメージ

遺伝性疾患の治療⑤　分子標的薬

▶ コンパニオン診断

　従来の抗がん薬の多くは，がん細胞だけでなく正常な細胞も影響するため，重い副作用を発現させることも少なくない。分子標的薬は，がん細胞にのみ特有に認める，あるいは病的バリアントから産生されるタンパク質を作用の標的として開発された薬剤の総称である。**分子標的薬**は，特定の分子を有するがん細胞を選択的に狙うので，正常な細胞へのダメージが少ない（図73.1）。近年開発されるがん治療薬の多くは，標的分子に対するモノクローナル抗体や，標的分子のキナーゼ阻害薬などの分子標的薬であり，標準治療として使われる薬剤も着実に増えている。分子標的薬が標的とする異常なタンパク質は，病的バリアントによって作られるため，がん細胞に含まれる病的バリアントがあるかどうかを調べることが重要である（図73.2）。このような，薬剤投与前に特定の分子標的薬の効果や副作用を予測する検査は**コンパニオン診断**と呼ばれる。

病的バリアント
➡ **50** バリアント③　疾患との関わり

分子標的薬
molecular targeted drug

コンパニオン診断
companion diagnostics

▶ がん遺伝子パネル検査

　コンパニオン診断では，対象となる遺伝子に病的バリアントが見つかった場合には，その分子標的薬の効果が期待できる。反対に，その病的バリアントが見つからなければ薬剤の効果は期待できない。近年，分子標的薬が数多く開発され，また遺伝子解析技術の進歩により，コンパニオン診断の対象遺伝子を1つ1つ順番に調べる従来の検査とは違い，複数のがん関連遺伝子を一度の検査で調べることができる**がん遺伝子パネル検査**が登場した。がん遺伝子パネル検査はがん細胞を検体として実施する体細胞遺伝子検査である。

がん遺伝子パネル検査
cancer gene panel test

体細胞遺伝子検査
➡ **61** 体細胞遺伝子検査——単一遺伝子の検査から網羅的解析へ

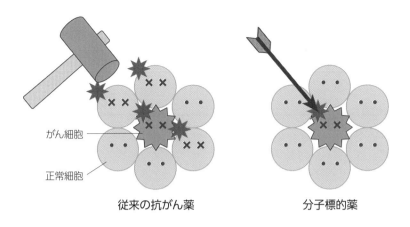

がん細胞

正常細胞

従来の抗がん薬 　　　　　　　分子標的薬

図 73.1　従来の抗がん薬と分子標的薬の効き方のイメージ

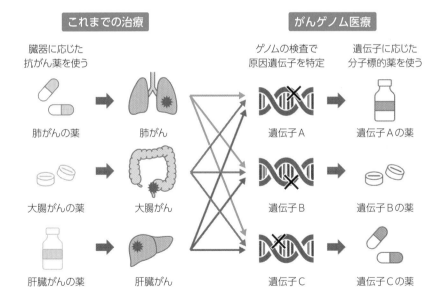

これまでの治療　　　　　　　　　　がんゲノム医療

臓器に応じた
抗がん薬を使う

ゲノムの検査で
原因遺伝子を特定

遺伝子に応じた
分子標的薬を使う

肺がんの薬　　　　　肺がん　　　　　　　　　遺伝子A　　　　　遺伝子Aの薬

大腸がんの薬　　　　大腸がん　　　　　　　　遺伝子B　　　　　遺伝子Bの薬

肝臓がんの薬　　　　肝臓がん　　　　　　　　遺伝子C　　　　　遺伝子Cの薬

図 73.2　従来の臓器別の治療とがんゲノム医療

74 遺伝性疾患の治療⑥ 治療効果の個人差——薬理遺伝学

▶薬物の代謝だけに関係している遺伝子がある

　薬物の体内動態（吸収・分布・代謝・排泄）には薬物代謝酵素が関わる。**シトクロム P450**（CYP）は最も重要な薬物代謝酵素である。それぞれの CYP は複数の薬物の代謝に関与する（表 74.1）。薬物代謝酵素の活性には個人差があり、「薬物応答」に影響して作用（有効性および副作用）を引き起こす。薬物代謝酵素による代謝能の個人差は、年齢、栄養状態、疾病、人種、遺伝子などの内的要因や、喫煙、併用薬、飲酒、食事、環境因子などの外的要因によって大きく影響されるが、なかでも大きな影響を及ぼすものが遺伝子の要因（バリアント）である。同じ遺伝子でも、バリアントの種類により酵素活性への影響度は異なる（図 74.1）。

シトクロム P450
cytochrome P450

▶薬理遺伝学検査

　薬物応答に関して生殖細胞系列の遺伝情報を扱う検査（遺伝学的検査）が、**薬理遺伝学**検査である。薬理遺伝学検査は、危険な副作用をもたらす薬物や有効性の乏しい薬物の投与を回避し、別の薬物への変更や適切な投与量の推定などによって患者の診療に有益な情報をもたらす。薬理遺伝学検査によって判明する生殖細胞系列の遺伝情報には、生涯変化しない、血縁者間で共有される点で、他の生殖細胞系列の遺伝情報と共通の特性が内在する。しかし、薬理遺伝学検査によって得られる遺伝情報が、医療を必要とする遺伝性疾患の確定診断や発症リスク予測に直接関連しなければ、検査の実施に際しては特別な倫理的配慮は不要であり、通常の診療と同様に運用できる。一方、「医療を必要とする遺伝性疾患」に対する遺伝学的検査は遺伝カウンセリングの対象となる。

遺伝情報
➡ 43 個人遺伝情報の扱い

薬理遺伝学
pharmacogenetics（PGx）

表 74.1 CYP 分子種と代表的な代謝薬物, 物質

CYP 分子種	代謝される薬物, 物質		
CYP1A2	カフェイン	テオフィリン	プロプラノロール
CYP2C9	フェニトイン トルブタミド	ワルファリン	ジクロフェナク
CYP2C19	オメプラゾール フェニトイン	ジアゼパム	イミプラミン
CYP2D6	コデイン メトプロロール タモキシフェン	デキストロメトルファン プロプラノロール	デブリソキン アミトリプチリン
CYP3A4	アミオダロン トリアゾラム ニフェジピン タクロリムス テストステロン	カルバマゼピン ミダゾラム エリスロマイシン エチニルエストラジオール アフラトキシン	ゾニサミド ジルチアゼム シクロスポリン コルチゾール

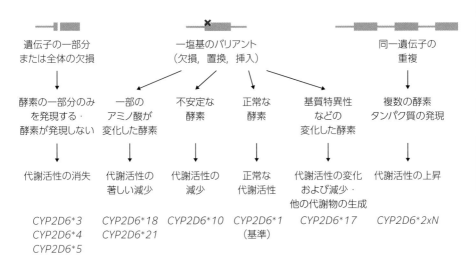

図 74.1 *CYP2D6* の代謝活性に影響を及ぼす代表的なバリアント

75 遺伝性の評価①
血縁者の関係──近親度

▶「遺伝する」とは

　ゲノムは親から子（子孫）に受け継がれ，遺伝情報は家系内で共有する。親の特徴が子に受け継がれる（継承する）現象を，日本語では「**遺伝する**」と表現することがある。遺伝性疾患では，家系内で遺伝子の変化を継承し，同一疾患の家族集積性を認める傾向がある。遺伝性の関与は，患者との関係性（近親度）によっても異なっている。また，受け止め方も違うため，気をつけて扱う言葉の１つである。

　ゲノムが変化する遺伝性疾患は必ずしも遺伝しない。

▶近親度は遺伝情報を共有する割合を表す

　家系内のメンバー間で遺伝情報をどのくらい共有しているかを把握することは，リスクを検討する際に重要である。家系内のメンバー間の遺伝的な関係の程度は**近親度**で表される（図 75.1）。親，子，同胞は**第一度近親**と呼び，遺伝情報を２分の１ずつ共有する。**第二度近親**は祖父母，孫，おじ・おば，おい・めい関係で，４分の１の遺伝情報を共有する。**第三度近親**となるいとこは８分の１の遺伝情報を共有する。

　遺伝情報の共有割合は同胞も親子と同じく２分の１である。日本では法律用語で親等という語が広く用いられ，親子は一親等，同胞は二親等になる。親等は遺伝情報の共有割合とときに一致せず誤解を招くため，気をつけて使用する必要がある（表 75.1）。

遺伝情報
➡ 43 個人遺伝情報の扱い

遺伝
inheritance

遺伝性疾患
➡ 1 遺伝性疾患① 遺伝性疾患とは？

近親度
degree of relationship

同胞
sib/siblings

第一度近親
first-degree relative

第二度近親
second-degree relative

第三度近親
third-degree relative

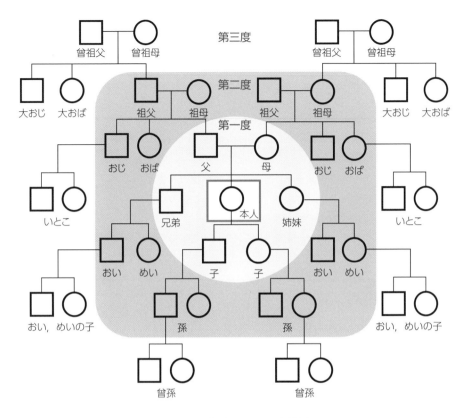

図 75.1 家系図からみた近親度

表 75.1 近親度による遺伝情報の共有割合

家系内での関係	遺伝情報の共有割合	近親度	親等
一卵性双生児	1	─	
親，子	1/2	第一度近親	一親等
同胞（兄弟・姉妹）			二親等
祖父母，孫	1/4	第二度近親	
おじ・おば，おい・めい			三親等
いとこ	1/8	第三度近親	四親等

遺伝性の評価② 家族歴，家系図

家族歴の聴取と家系図の作成

遺伝性疾患は，家系内に複数の同じ疾患の罹患者がいること（家族集積性）が疑うきっかけになる（表76.1）。患者個人の病歴だけでなく，家族構成および血縁者の症状の有無といった家族歴を聴取することや，家系図を作成することは，遺伝性疾患を検討する際の重要な作業である。

遺伝性疾患
➡ 1 遺伝性疾患① 遺伝性疾患とは？

家族歴

家族歴は，本人だけでなく家系内の構成員が過去にかかったことがある疾患（既往歴），または現在かかっている疾患（現病歴）に関する情報をまとめたものである。

家族歴の聴取では，少なくとも3世代の家系内メンバーと，それぞれのメンバーの病歴（関連する疾患の有無や発症年齢）を確認する。家系内で関連する病気に罹患した人，罹患していない人の数は重要な情報となる。また，時間を経るに従い，家系内の構成員や疾患の発病・病状が変わるため，家族歴の聴取は定期的に行う必要がある。

家族歴
family history

家系図

家系図は家族歴情報を定められた記号や線で示したものである（図76.1，表76.2，表76.3）。統一した書き方（記号・線）で家系図を記載することにより，家系内の構成員の関係および家族歴を一目で把握でき，医療者間で共有しやすくなり，正確な診断の助けになる。家系図で罹患者のパターンを評価すると，遺伝性疾患の可能性や遺伝形式の推定，正確な予後の予測，再発率の算出に役立つ。疾患の契機となった個人を**発端者**と呼び，家系図上ではP矢印（P↗）で表す。遺伝形式によっても家系図の傾向は異なる。

家系図
pedigree

各遺伝形式での家系図の例
➡ 21 単一遺伝子疾患④ 常染色体顕性遺伝
➡ 24 単一遺伝子疾患⑦ 常染色体潜性遺伝
➡ 27 単一遺伝子疾患⑩ X連鎖潜性遺伝
母系遺伝形式での家系図の例
➡ 33 ミトコンドリア② ミトコンドリア遺伝病

発端者
proband

表 76.1　遺伝性疾患の分類による家族集積性

分類	家族集積性（遺伝情報を家系内に継承する可能性）
染色体疾患	数的異常（異数性）が原因の場合：少ない 構造異常が原因の場合：あり
単一遺伝子疾患（メンデル遺伝病）	あり（メンデルの法則に準ずる）
体細胞遺伝病	なし
ミトコンドリア病	あり（ミトコンドリアゲノムの遺伝子が原因の場合は母系遺伝。 核ゲノムの遺伝子が原因の場合はメンデルの法則に準ずる）
エピジェネティクス関連疾患	原則なし
多因子疾患	あり

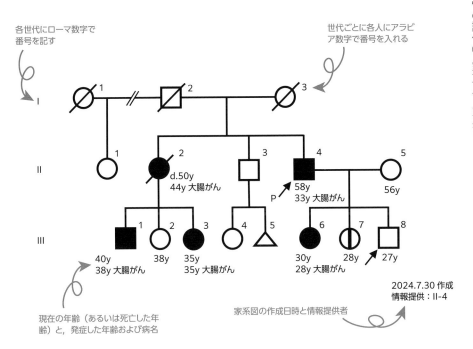

図 76.1　家系図の表記法の具体例

（表 76.2 は次ページに，表 76.3 は次々ページに）

表 76.2　家系図の「個体記号」の定義

	男性	女性	性別不明	
1. 家系員	b. 1969	28y	1y8m	年齢は記号の外に記載
2. 複数の家系員	5	5	5	人数が不明の場合は n
3. 罹患者				
4. 死亡者	d. 1969	d. 28y	d.1y8m	死因にかかわらず斜線。十字は使用しない
5. 来談者 (クライエント)				遺伝カウンセリングあるいは遺伝学的検査を希望する人。矢印は左下から個体記号に向けて記載
6. 発端者	P	P		来談理由となった家系図内の罹患者。矢印は左下から個体記号に向けて記載
7. 死産児 (SB)	SB	SB	SB	死産時の妊娠週数がわかれば記載
8. 妊娠中 (P)	P	P	P	妊娠週数がわかれば記載
9. 未発症バリアント保有者				

分娩に至らなかった妊娠	罹患	非罹患	
自然流産			妊娠週数がわかれば記載

表 76.3　家系図の「線」の定義

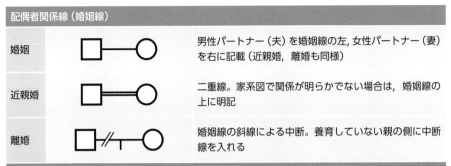

配偶者関係線（婚姻線）		
婚姻		男性パートナー（夫）を婚姻線の左, 女性パートナー（妻）を右に記載（近親婚, 離婚も同様）
近親婚		二重線。家系図で関係が明らかでない場合は, 婚姻線の上に明記
離婚		婚姻線の斜線による中断。養育していない親の側に中断線を入れる

下位世代線（親子線）		
多胎	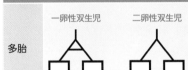	水平線は個人線を結び, 記号同士をつなげない

同胞線（水平線）

同胞は年長者を左, 若年者を右として, 年齢順に左から右に列記

個人線（垂直線）

長さは, 出生に至らなかった妊娠でも他の同胞と同じ

77 遺伝性の評価③ 再発率（リスク）

▶遺伝性疾患患者の血縁者における再発率（リスク）

　遺伝性疾患では，罹患者の家系内の血縁者には，現在は症状がなくても疾患の病的バリアントを有し将来発症する可能性（アットリスク）があり，同じ疾患の罹患者が再び現れることがある。家系内の構成員が同じ疾患に罹患する確率，可能性を，**再発率（リスク）**または**遺伝予後**という。

　再発率には，理論的再発率と経験的再発率がある。**理論的再発率**は，単一遺伝子疾患（メンデル遺伝病）や遺伝性の染色体構造異常において，分離の法則に則った罹患者と非罹患者の比（**分離比**）から理論的に算出できる。この推定には，家系図作成が有用である（図 77.1）。**経験的再発率**は，同一疾患の多数の家系の経験から示される。

▶再発率は同じ家系内でも異なる

　再発率は，単一遺伝子疾患の場合，該当疾患の遺伝形式や患者との関係（近親度）によっても異なる。集団におけるハーディ・ワインベルグの法則によって患者頻度から推定した保因者頻度も活用される。また，通常の再発率は病的バリアントを受け継ぐ割合を示すが，必ず発症するとは限らず，浸透率を加味するベイズの定理による条件的確率の算出も有用となる。

▶リスクの伝え方

　リスクは，程度は異なるが誰にでもある。リスクを伝える場合，単に知識や統計を正確かつ論理的に説明することで十分ではない。イメージがつきやすいように「わかりやすく」伝える工夫が必要となる（表 77.1）。

アットリスク
➡**19** 単一遺伝子疾患② ヘテロ
接合体──保因者・未発症者

再発率（リスク）
recurrence risk

遺伝予後
genetic prognosis

理論的再発率
theoretical risk

分離比
segregation ratio

経験的再発率
empirical risk

ハーディ・ワインベルグの
法則
➡**52** ハーディ・ワインベルグの
法則

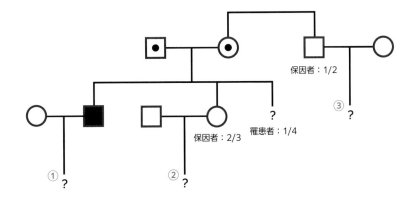

保因者：1/2

③
?

保因者：2/3

罹患者：1/4

?

?

①
?

②
?

保因者の頻度を 100 人に 1 人と仮定すると…

① 患者本人の子が SMA になる可能性は　　　　　　　　　　　　1　×1/100×1/2 = 1/200
② 患者の症状のない兄弟姉妹の子が SMA になる可能性は　　　　2/3×1/100×1/4 = 1/600
③ 患者の両親の症状のない兄弟姉妹の子が SMA になる可能性は　1/2×1/100×1/4 = 1/800

図 77.1　再発率の算定──脊髄性筋委縮症を例に
（難病情報センター https://www.nanbyou.or.jp/entry/135 の情報をもとに図を作成）

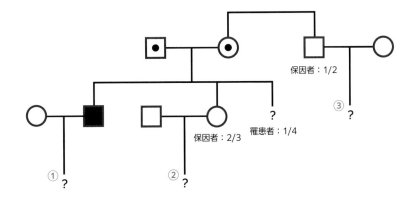

表 77.1　リスクの伝え方

工夫の仕方	例
数値の言い方を変える	1/300，0.3%，300 人のうち 1 人，1,000 人に 3 人程度
問題が起こらない確率を言う	300 人のうち 299 人は違う，99.7%は違う
例をあげて説明する	
比較すべき他の事項をあげる	全出生児における先天性疾患の割合（3 ～ 5%）
経験的再発率	

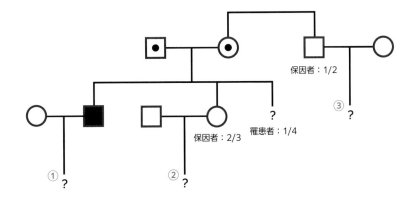

心理的影響

　遺伝性疾患の提示や診断は，本人また家族にとっては突然のことであり，さまざまな課題が生じる（図78.1）。ときに周りから誤解されることもある。どうして起こったのだろうか（Why did this happen?），どうして私に（私たちの子に）起きたのだろうか（Why did this happen to me ?, Why our baby ?），といった疑問が生じる。

　家族内でも心理的影響が生じることがある。遺伝性疾患に罹患したときには，病的バリアントを子に伝えることになるかもしれないという罪悪感を生じうる。もし遺伝性疾患に罹患しない場合でも，他の家族の人たちが悩んでいるのに自分だけが苦痛から免れたということに対する**サバイバーズ・ギルト**を経験することがある。

サバイバーズ・ギルト
survivor's guilt

　心理的受容の過程については，障害受容をもとにいくつかのモデルがある。日本で頻繁に引用されるDrotarら（1975）の段階説では，混乱から回復までの段階的な過程として説明される（図78.2）。先天異常を持つ子の誕生に対してその親の反応を，ショック，否認，悲しみと怒り，適応，再起の5段階に分類している。一方，親の悲しみは一過性ではなく，子の変化や生活上のさまざまな出来事によって繰り返されると主張もある。適応と落胆の両側面を併せ持つらせん形モデルも提唱されている（図78.3）。心理的受容過程は一様でなく多様であるが，状況を踏まえた個別的な対応が必要となる。

がんと生きるということ
- 治療への不安
- 再発への心配，恐れ
- 日常生活への影響

新たに生じたがんリスク
への対処
人生や優先事項の再評価
- 再発への心配，恐れ
- 日常生活への影響

選択肢への意思決定と葛藤
- 遺伝学的検査
- リスク低減手術
- 挙児，妊孕性温存

家族・社会的課題への対
処
- 家族とのコミュニケーション（どう伝えるか）
- 家族内の反応の変化
- 家族への罪悪感・罪責感
- 家族の絆が強くなる
- パートナーの支援が得られない

実務的な課題への対処
- 生命保険利用や就労に対する懸念
- 検査，検診の手続き（費用など）

子への課題への対処
- 子へのリスクの不安，どう伝えるか
- 子への罪悪感，罪責感
- 子が離れる恐れ

感情の変化
- 肯定的反応（適応）
- 否定的反応（不安や落ち込み）

受容

78

心理的影響

図 78.1　がんにおける遺伝医療対象者に加わるさまざまな課題

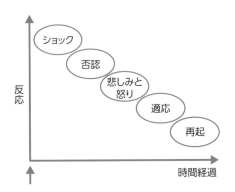

図 78.2　障害受容の段階説
（Drotar D et al. The adaptation of parents to the birth of an infant with a congenital malformation: a hypothetical model. *Pediatrics*. 1975; 56:710-717 をもとに作成）

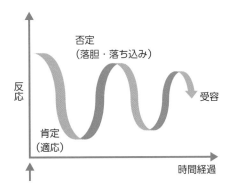

図 78.3　障害受容の過程（らせん形モデル）
（中田洋二郎．親の障害の認識と受容に関する考察-受容の段階説と慢性的悲哀．早稲田心理学年報 1995; 27:83-92 をもとに作成）

163

79 ELSI（倫理的・法的・社会的課題）

▶遺伝領域における倫理的課題（ジレンマ）

遺伝情報の特性から，遺伝医療の場面では患者本人だけでなく血縁者も関わり，出生前も含めた発症前の状況もありうる。遺伝カウンセリングにおいて，家族間の希望が一致しない，遺伝情報を家族内で共有したいがその実現が難しい，対応が難しい，難しい可能性がある，といったジレンマ，倫理的な課題を有することがある。

▶倫理的課題への対応

個々の患者・家族によって状況は異なるため，ケース・バイ・ケースで対応を考える必要があるが，その際の指針として，医療倫理の4原則が提唱されている。「医療倫理の4原則」とは，**自律尊重，無危害，善行，正義**の4つであり，1979年にビーチャムとチルドレスが提唱した（表79.1）。また，倫理的課題を4分割図を用いて分野ごとに整理すると論点が明確になる（図79.1）。

自律尊重
respect for autonomy

無危害
non−maleficence

善行
beneficence

正義
justice

ビーチャム
T. L. Beauchamp

チルドレス
J. F. Childress

▶ELSI（倫理的・法的・社会的課題）

倫理的課題を考える際には，他の領域に伴う課題をまとめてELSIとして示されることも多い。ELSIは，英語の「ethical, legal and social issues（倫理的・法的・社会的課題）」の頭文字をとった略語で，生命科学・医学研究を進めるにあたり生じるさまざまな課題の総称である（図79.2）。

表 79.1　生命倫理の 4 つの原則

①自律尊重（respect for autonomy）	患者（対象者）本人の自律性の尊重（自己決定の尊重）
②善行・仁恵（beneficence）	患者（対象者）本人の立場からの最善の利益の考量
③無危害・被害防止（non-maleficence）	患者（対象者）に危害を加えない（リスクの諸問題）
④正義・公正（justice）	医療資源の公正な配分，偏った価値判断の回避

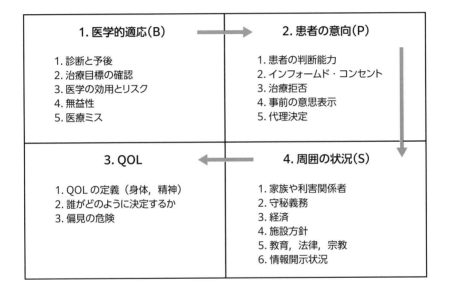

図 79.1　医療倫理の 4 分割表
B → P → S → QOL の順番で考える。

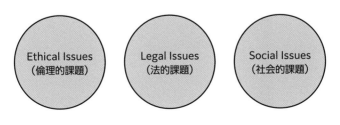

図 79.2　ELSI の分類

80 遺伝差別

▶遺伝差別とは

遺伝情報は，病気の診断や治療，予防に活用できる。一方，遺伝情報は，他の機微情報と同様に，保険，雇用，結婚，進路など医療以外のさまざまな場面で患者や血縁者に対する社会的不利益や差別につながる可能性もある。**遺伝差別**は，個人またはその家族のゲノムや遺伝子が，実際にまたは予測的に正常ゲノムや遺伝子とは異なっているという理由だけで受ける差別と定義される。遺伝子の変化により顕在化した症状や障害を持つために受ける差別は障害者差別であり，遺伝差別とは異なる。

遺伝情報
→ 43 個人遺伝情報の扱い

遺伝差別
genetic discrimination

▶遺伝差別の防止への配慮

日本も加盟する国際連合教育科学文化機関（UNESCO）の「ヒトゲノムと人権に関する世界宣言」（1997年）では，「ヒトゲノムは，人類の遺産」とされ，「遺伝的特徴に基づいて，人権，基本的自由及び人間の尊厳を侵害する意図又は効果をもつ差別を受けることがあってはならない」と述べられている。

諸外国では2000年代から遺伝情報・ゲノム情報の取り扱いに関する法整備が行われていた。米国では，2008年に施行された**遺伝子情報差別禁止法**（GINA）によって，遺伝情報に基づき就職や保険加入で差別することを禁止した。

遺伝子情報差別禁止法
Genetic Information Nondis-
crimination Act (GINA)

日本においても2023年6月，遺伝情報の不適切な取り扱いによる差別などを防ぐ法，「ゲノム医療法（正式名称：良質かつ適切なゲノム医療を国民が安心して受けられるようにするための施策の総合的かつ計画的な推進に関する法律）」が成立した（図80.1）。

第一章　総則　（第一条〜第七条）
　　第一条　目的
　　第二条　定義
　　第三条　基本理念
　　第四条　国の責務
　　第五条　地方公共団体の責務
　　第六条　医師等及び研究者等の責務
　　第七条　財政上の措置等
第二章　基本計画（第八条）
　　第八条
第三章　基本的施策（第九条〜第二十一条）
　　第九条　ゲノム医療の研究開発の推進
　　第十条　ゲノム医療の提供の推進
　　第十一条　情報の蓄積、管理及び活用に係る基盤の整備
　　第十二条　検査の実施体制の整備等
　　第十三条　相談支援に係る体制の整備
　　第十四条　生命倫理への適切な配慮の確保
　　第十五条　ゲノム情報の適正な取扱いの確保
　　第十六条　差別等への適切な対応の確保
　　第十七条　医療以外の目的で行われる核酸に関する解析の質の確保等
　　第十八条　教育及び啓発の推進等
　　第十九条　人材の確保等
　　第二十条　関係者の連携協力に関する措置
　　第二十一条　地方公共団体の施策

図 80.1　「良質かつ適切なゲノム医療を国民が安心して受けられるようにするための施策の総合的かつ計画的な推進に関する法律」（ゲノム医療法）の目次
法律の条文を本書 p.202 に掲載している。

81 ヒトの遺伝リテラシーと教育

▶市民に求められる「ヒトの遺伝」リテラシー

　遺伝に関わるイメージや価値観も1人1人が違い，まわりの影響を受けていることがある。一般市民が遺伝学的検査の受検を選択し結果を適切に受容するには，検査提案前からのヒトの遺伝に関する基礎知識とそれを実生活に生かす見識（ヒトの**遺伝リテラシー**）が必要である。

遺伝リテラシー
genetic literacy

　日本の高校生物の教科書では「ヒトの遺伝」の扱いが少なく，成人がヒトの遺伝的多様性や遺伝性疾患に対する正しい知識を身につけにくい状況にある。インターネットによって情報過多の現代においては，偏った情報・誤った情報を判断できるためにも，基礎となる知識を前もって持っておくことが重要である。また，遺伝学は進歩が速いので，社会に出た人が新しい知識を入手できるようにすることも必要である。ヒトの遺伝リテラシーを正しく普及するためには，まず成人前教育において，ヒトの遺伝と多様性の知識を，発達段階に合わせて正しく適切に教えることが重要である（表81.1）。2020年度から10年ぶりに新しい学習指導要領に変わり，教科書に導入されたがんや生活習慣病といった教育の際にもヒトの遺伝についても加えることが1つである。

▶医療者教育における「ヒトの遺伝」リテラシー

　遺伝の習得度には個人差があることから，医療者をめざす学生教育では，「遺伝」を習うことなく入学したことを前提とした遺伝医学教育プログラムが求められていた。「医学教育モデル・コア・カリキュラム」（文部科学省）は2016年改訂版から，遺伝医療・ゲノム医療の項目が加わった。今後，医療者全体に共通して遺伝医学・遺伝医療・ゲノム医療を知る機会が必要である。

表 81.1 発達段階・各教育課程における「ヒトの遺伝・ゲノム」教育目標・テーマ（例）
[ヒトゲノムが有する 2 つの特性（多様性と継承性）]

教育課程時期	ゲノムの特性		行動 / 内容
	多様性（個体差）	継承性（連続性）	
初等教育	誕生・いのち		気づく / 身近な事象
	動物としてのヒト	親と子のつながり	
	自分と他人		
中等教育（中学）	DNA・遺伝子・染色体・ゲノム		知る / 規則性（一般化）
	生命・いのち	生殖・発生	
	形質	規則性（メンデル）	
	発現		
	正常と異常（病気）		
	病気（遺伝との関わり）		
	人種・民族		
中等教育（高校）	遺伝子の機能（セントラルドグマ）	遺伝情報・ゲノム情報	活用する / メカニズム
	遺伝子変化による機能変化（変異）		
	病気と遺伝・ゲノム / 遺伝子との関わり（遺伝性疾患）		
	がん		
	医療（病気の診断・治療〔薬〕）		
	進化	ELSI（倫理的・法的・社会的課題）	

（渡邉淳ら．学校教育における「ヒトの遺伝・遺伝学」導入の実践．生物の科学遺伝 2017; 72:86-92 より）

付録

読み解くための知識
──遺伝子，染色体，ゲノム，細胞

82 ゲノム① ゲノムとDNA

▶ ゲノムの本体は DNA

私たちはだれもが「ゲノム」を持っている。このゲノム "genome" という用語は，遺伝子 "gene" と染色体 "chromosome" という２つの語が組み合わさったもの，あるいは遺伝子 "gene" に全体を表す接尾語 "–ome" がついてできた用語である。ゲノムの実体は，生物の細胞内に存在するDNA（デオキシリボ核酸）という物質である。DNA は，細胞の核内と細胞質内のミトコンドリアに存在する。

▶ DNA の４種類の塩基の並びが遺伝情報を担う

DNA は，A（アデニン），T（チミン），G（グアニン），C（シトシン）の４種類の塩基と，糖，リン酸が結合したヌクレオチドが連なるポリヌクレオチド鎖で構成される（図82.1 右）。塩基の並び順は，5′ から 3′ への方向性がある。A，T，G，C の塩基が決まった順番で並んでおり，これを塩基配列（あるいはシークエンス）と呼ぶ。ポリヌクレオチド鎖は２本が寄り合わさり，鎖の内側で塩基のＡとＴ，ＧとＣが水素結合により相補的な塩基対を形成し，安定した二重らせん構造をとる。ゲノムが有している塩基配列が遺伝情報を担う基本単位となる。

▶ DNA と染色体

核内にある核 DNA は，細胞の持つ DNA の大部分を占める。核 DNA はヒストンに巻きつき，細胞分裂時には凝縮して 46 本の棒状の染色体として検出される（図82.1）。ヒトの身体を構成する細胞（体細胞）は二倍体（$2n$）であり，常染色体の各染色体を 1 対（2 本）有する。染色体全体のDNA 量としては，60 億塩基対（6,000 Mb）が存在する。

ゲノム
genome

DNA（デオキシリボ核酸）
deoxyribonucleotide

核
（単）nucleus /（複）nuclei

ミトコンドリア
（単）mitochondrion /
（複）mitochondria

A（アデニン）
adenine

T（チミン）
thymine

G（グアニン）
guanine

C（シトシン）
cytosine

塩基
base

シークエンス
sequence

二重らせん
double helix

遺伝情報
➡ 42 ゲノムの変化が起こる時期
　　——生殖細胞系列と体細胞
➡ 43 個人遺伝情報の扱い

ヒストン
histone

染色体
chromosome

二倍体
diploid

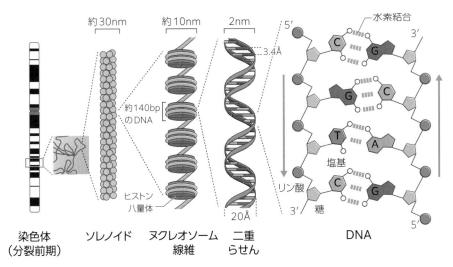

約30nm　　約10nm　　2nm

3.4Å

約140bp
のDNA

水素結合

5′　　　　　　　　　　　　3′

C　　G

G　　C

T　　A

塩基

C　　G

リン酸

3′　糖　　　　　　　　　5′

ヒストン
八量体

20Å

染色体
（分裂前期）

ソレノイド

ヌクレオソーム
線維

二重
らせん

DNA

図 82.1　ゲノムの本体である DNA と，染色体を形作る構造

（福嶋義光 監訳．トンプソン＆トンプソン遺伝医学 第 2 版．東京：エルゼビア・ジャパン，東京：メディ
カル・サイエンス・インターナショナル，2017 の図 2.3，2.5 をもとに作成）

83 ゲノム② 染色体

▶ ヒトの染色体は 46 本──常染色体・性染色体

ヒトの**体細胞**の核内には，24 種類 46 本の線状の**染色体**がある（図 83.1）。染色体 46 本のうちの 22 対（44 本）は 1 ～ 22 番の**常染色体**を構成し，各染色体は男性も女性も 2 本ずつある。残りの 2 本は**性染色体**で，女性なら **X 染色体**が 2 本あり，男性なら X 染色体と **Y 染色体**が 1 本ずつある。

常染色体には 1 ～ 22 番の番号がつき，基本的には染色体の長いものから短いものの順になっている。ただし，22 番染色体は 21 番染色体よりも長い。各染色体には二本鎖のゲノム DNA（50 ～ 280 Mb）が含まれる。遺伝子数は，少ないものから 21 番，18 番，13 番の順で，染色体の番号（染色体の長さ）の順とは一致しない。

体細胞で常染色体は対となる**相同染色体**からなる。46 本の染色体は，1 ～ 22 番の相同染色体の各 1 本と性染色体の 1 本の合計 23 本をそれぞれ**配偶子**である**精子**と**卵**から受け継ぐ。卵には 22 本の常染色体と 1 本の X 染色体，精子には 22 本の常染色体と X 染色体もしくは Y 染色体が含まれる。胎児の性別は父親由来の精子が有している性染色体の種類（X 染色体もしくは Y 染色体）により決定される。

▶ 核型

染色体を並べて表示した図を**核型**（カリオタイプ），核型を調べて染色体を分類することを核型分析と呼ぶ。核型分析では，22 対の常染色体を，長さとセントロメアの位置を基準にした形態により 1 ～ 22 番の番号順に並べ，最後に性色体を並べる。染色体は，7 つの染色体群（A ～ G）に分類され，分染法により観察する（図 83.1）。

体細胞
somatic cell

染色体
chromosome

常染色体
autosome

性染色体
sex chromosome

X 染色体
X chromosome

Y 染色体
Y chromosome

相同染色体
homologous chromosome

配偶子
gamete

精子
sperm

卵
egg

核型
karyotype

分染法
➡ **46** 染色体検査の手法① 分染法

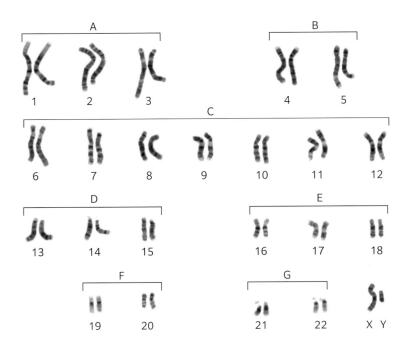

図 83.1　ヒトの染色体

常染色体 22 対 44 本と，性染色体 2 本（X 染色体と Y 染色体）。

（染色体の画像は National Human Genome Research Institute の Talking Glossary of Genetics より）

ゲノム③ 染色体の構造と分類

▶染色体の構造

　分裂中期の染色体に観察される X 字型の中央の部分を**セントロメア**あるいは**動原体**（cen）といい，動原体を挟んで長い側を**長腕**（q），短い側を**短腕**（p）と呼ぶ（図 84.1）。染色体の末端部は**テロメア**（長腕側は qter，短腕側は pter）と呼ばれる特有の構造をしている。

セントロメア/動原体
centromere (cen)

テロメア
telomere

▶染色体の分類

　染色体は，動原体の位置により，

- ほぼ中央にある**中部着糸型**
- ２つの腕が不均等な長さに分かれる**次中部着糸型**
- 端の近く（末端ではない）にある**端部着糸型**

の３種類に分類される（図 84.2）。端部着糸型染色体は，ヒトでは，13 番，14 番，15 番，21 番，22 番と Y 染色体があたり，ロバートソン型転座に関連する。

中部着糸型
metacentric

次中部着糸型
submetacentric

端部着糸型
acrocentric

ロバートソン型転座
➡**11** 染色体疾患⑤ 転座

▶染色体の位置（分染法）

　染色体は，長さと動原体の位置から染色体番号を大まかに推定できる。個々の染色体を正しく決定するには，染色（**分染法**）して得られる縞模様のパターン（バンド）を比較する。

　染色体の位置は，得られた染色体の形態やバンドにより，住所（番地）のように決まる（図 84.3）。まず，各染色体について，動原体から両側にのびる長い腕（長腕）を q，短い腕（短腕）を p とする。次に，動原体から末端に向かって順に数字を振る。

分染法
banding
➡**46** 染色体検査の手法① 分染法

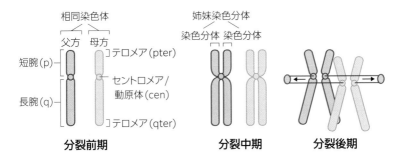

図 84.1　体細胞分裂における染色体の部分の名称

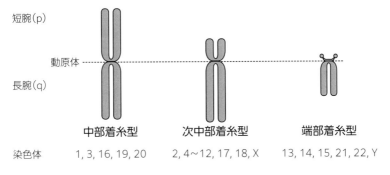

図 84.2　染色体の形態的分類

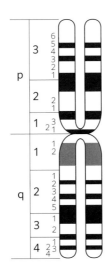

図 84.3　染色体の位置

細胞分裂① 体細胞分裂と減数分裂

▶減数分裂──生殖細胞の形成

　ヒトの**体細胞**の核内にある染色体は 46 本 ($2n$) であり，父親と母親から半数ずつ受け継がれる。父親由来の精子や母親由来の卵といった**配偶子**（生殖細胞）の染色体は，**減数分裂**により体細胞の半数 (23 本，n) になる。精子と卵の受精により形成される受精卵で，もとの染色体数 (46 本，$2n$) に戻る（図 85.1）。染色体，すなわち核 DNA の遺伝情報は親→子→孫へと代々受け継がれ，家系内で共有（遺伝）する。

体細胞
somatic cell

配偶子
gamete

減数分裂
meiosis

遺伝情報
➡ **43** 個人遺伝情報の扱い

▶体細胞分裂

　受精卵は**体細胞分裂**を繰り返して体細胞として増殖し，核 DNA はそれぞれの細胞ですべて複製され，受精卵の遺伝情報をそのまま受け継ぎ，不変となる（表 85.1）。

体細胞分裂
mitosis

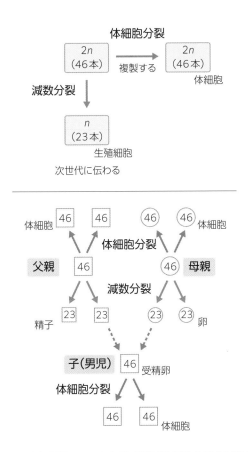

図 85.1　染色体数からみた細胞分裂（体細胞分裂と減数分裂）

表 85.1　体細胞分裂と減数分裂の比較

	体細胞分裂	減数分裂
生じる細胞	体細胞（あらゆる組織）	配偶子（精子・卵）形成
分裂回数	1	2
娘細胞の個数	2	4
DNA 複製回数	1	1
娘細胞の染色体数	$2n$（母細胞と同じ）	n（母細胞の半分）
相同染色体の対合	なし	あり
組換え	まれ	1 回はある

細胞分裂② 体細胞分裂

▶ 体細胞分裂の過程——細胞周期

　1つの細胞が2つの娘細胞を生み出す過程となる**細胞周期**は，**分裂期**（M期）と分裂していない**間期**に分かれる。分裂期に，体細胞分裂が起こり，この際，クロマチンが糸状の染色体となって分裂が進行するので，**有糸分裂**である。間期は，G_1期，S期，G_2期に分けられる（図86.1）。Gはgap，Sはsynthesis（合成），Mはmitosisに由来する。M期とS期の間はG_1期（DNA合成準備期）にあたる。S期（DNA合成期）ではDNAの複製（合成）を行い，DNA量が2倍となり，S期とM期の間であるG_2期（分裂準備期）の細胞は四倍体（$4n$）になる。細胞分裂をしない細胞（例えば，神経細胞）はG_0期（休止期）の状態にある。

　分裂期（M期）には，前期，前中期，中期，後期，終期といった過程がある。前中期には個々の染色体が赤道面に並び，動原体でつながっている2本の**姉妹染色分体**として識別される。後期になると動原体が引っ張られ姉妹染色分体が分離する。DNA複製が正確であれば，2つの姉妹染色分体のDNAは同一である。

▶ 細胞周期チェックポイント機構

　体細胞分裂の正常性を保証するため，細胞周期中に次のステップへ進むか否かを監視（チェック）するポイント，**細胞周期チェックポイント**機構がある（図86.2）。もし，各ポイントで異常や不具合があると次の過程が始まらないように細胞周期進行を停止あるいは減速させる。

　細胞周期チェックポイント制御の破綻は，細胞の無制御な増殖につながり，がんの発生と進行の1つの要因となる。

細胞周期
cell cycle

分裂期
mitotic phase

間期
interphase

有糸分裂
mitosis

姉妹染色分体
sister chromatid

細胞周期チェックポイント
cell cycle checkpoint

がん
➡ 28 がん① がんと遺伝子

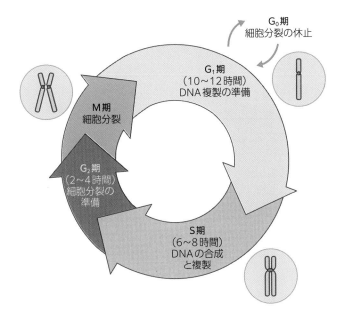

図 86.1 　細胞周期と染色体

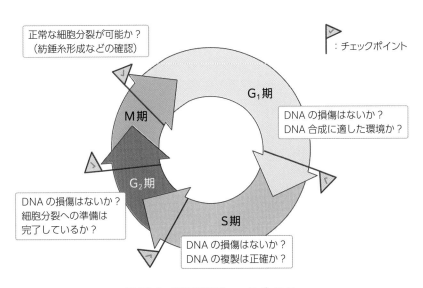

図 86.2 　細胞周期チェックポイント

87 細胞分裂③ 減数分裂，組換え

▶減数分裂は2回の分裂から成り立つ

　減数分裂では，分裂が2回連続して起き，DNA複製は1回しか行われないため，二倍体細胞 (2n) からDNA量が半量となる一倍体細胞 (n) ができる（図87.1）。

　減数分裂のうち1回目の分裂を第一分裂，2回目の分裂を第二分裂という。減数分裂の第二分裂は体細胞分裂とよく似ていて，DNA複製によるコピーである姉妹染色分体が分配される。減数分裂の第一分裂では母方と父方に由来する染色体である相同染色体が分配（分離）される。減数分裂の第一分裂では，相同染色体のペアが対合し，**二価染色体**を形成する。減数分裂時の不分離によって染色体数の異常が起こる。

▶染色体による多様性──組換え

　配偶子（精子と卵）を形成する減数分裂時に，同じ番号の1対（2本）の相同染色体は1組となって平行に並ぶ**対合**が起き，父方と母方の染色体の間で染色分体が**交差**する。染色体内（座位間）で交差が奇数回起きるとアレルの組み合わせ（ハプロタイプ）の変化，すなわち**組換え**を生じ，親とは異なるハプロタイプが子に伝わる（図87.2）。一方，偶数回の交差では，結果的に座位間のハプロタイプパターンが変化せず，組換えは起こらない。ヒトでは1回の減数分裂につき平均30回の組換えが起こり，1つの染色体では平均して2カ所で組換えが起きる。

　また，ヒトでは相同染色体が23対あるので，交差がないとしても，それぞれの配偶子中の染色体の組み合わせはそれぞれ2^{23}通り生じる（図87.3）。受精卵の染色体の組み合わせは，$2^{23} \times 2^{23}$通りである。染色体の組み合わせによる多様性は，兄弟姉妹の形質に違いが見られる原因の1つである。

減数分裂
meiosis / reduction division

染色体不分離
➡ ❾ 染色体疾患③ 数的異常の発生メカニズム

二価染色体
bivalent chromosomes

対合
synapsis

交差
crossing‒over

アレル，ハプロタイプ
➡ ⓯ 遺伝型と接合性──ホモ・ヘテロ，シス・トランス

組換え
recombination

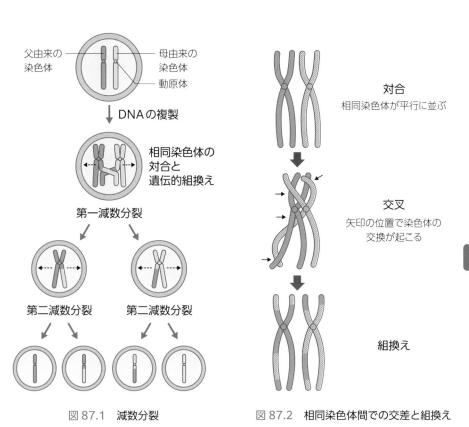

父由来の染色体
母由来の染色体
動原体

DNAの複製

相同染色体の対合と遺伝的組換え

第一減数分裂

第二減数分裂　　第二減数分裂

図87.1　減数分裂

対合
相同染色体が平行に並ぶ

交叉
矢印の位置で染色体の交換が起こる

組換え

図87.2　相同染色体間での交差と組換え

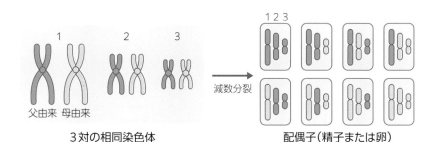

1　　2　　3

1 2 3

父由来　母由来

3対の相同染色体

減数分裂

配偶子（精子または卵）

図87.3　相同染色体の分離による配偶子の多様性
ここでは染色体が3対ある場合について，配偶子での染色体の組み合わせ（2^3＝8通り）を示している。

88 遺伝子の発現① セントラルドグマ

遺伝子発現とは

ゲノムの一部は，構造遺伝子のタンパク質の一次構造の情報を担う。ゲノム DNA の塩基配列をもとに特定のタンパク質が生成される過程を**遺伝子発現**という。遺伝子発現は，DNA の塩基配列が**メッセンジャー RNA（mRNA）**に写し取られる**転写**と，mRNA の配列情報をもとにタンパク質が作られる**翻訳**の 2 段階に分けられる。ヒトのゲノム DNA の約 5％が RNA に転写され，タンパク質の合成に関与する。DNA から mRNA を介してタンパク質が作られる「DNA → mRNA →タンパク質」の流れは一方向に進む。これは，すべての生物に共通する基本的な原則であり，**セントラルドグマ**（中心教義）と呼ばれている（図 88.1）。

遺伝子発現の第 1 段階——転写

構造遺伝子は，ゲノム DNA 上では最終的に mRNA に残る塩基配列（**エクソン**）と mRNA に残らない配列（**イントロン**）から構成される（図 88.2）。イントロンは転写後に**スプライシング**により削除される。イントロンははるかに大きく，エクソンは構造遺伝子の 10％，全ゲノムの 2％しかない。

スプライシングに関連する塩基配列として，イントロン上でよく保存される**コンセンサス配列**が存在する。このコンセンサス配列は，5′ 末端（**スプライスドナー〔供与〕部位**）は GT で始まり，3′ 末端（**スプライスアクセプター〔受容〕部位**）は AG で終わる（**GT−AG 法則**）。

mRNA では，ゲノム DNA にある配列に加えて，5′ 末端では**キャップ構造**が付加される。3′ 末端にはゲノム DNA にある**ポリ(A) 付加シグナル**（AATAAA）の下流に，ポリアデニル化により**ポリ(A) テール**が付加される。

遺伝子発現
gene expression

メッセンジャー RNA (mRNA)
messenger RNA

転写
transcription

翻訳
translation

セントラルドグマ（中心教義）
central dogma

エクソン
exon

イントロン
intron

スプライシング
splicing

コンセンサス配列
consensus sequence

スプライスドナー(供与)部位
donor splice site/splice donor site

スプライスアクセプター (受容) 部位
acceptor splice site/splice acceptor site

GT−AG 法則
GT−AG rule

キャップ構造
cap structure

ポリ(A) 付加シグナル
polyadenylation signal

ポリ(A) テール
poly(A) tail

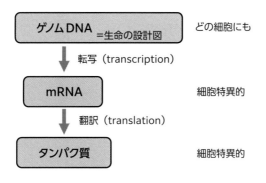

図 88.1　セントラルドグマ

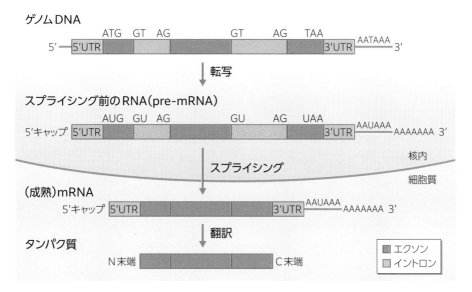

図 88.2　転写

遺伝子の発現② タンパク質

▶遺伝子発現の第2段階——翻訳

　mRNA の配列情報をもとにタンパク質が作られる過程が**翻訳**である。mRNA 塩基配列のうちタンパク質に翻訳される領域，すなわち翻訳開始コドン（AUG）から連続する**リーディングフレーム**で最初に出てくる終止コドンに挟まれた領域を**翻訳（コード）領域**（CDS）という。

　mRNA からタンパク質が翻訳されるときは，mRNA の塩基配列は連続した3つの塩基（**トリプレット**）が1組となり1種類のアミノ酸に対応する**コドン（遺伝暗号）**を形成する。リボソームに結合した mRNA は，翻訳開始点から横滑りしながらコドンが認識され，コドンと相補的な配列（**アンチコドン**）を持っている**転移 RNA（トランスファー RNA，tRNA）**が次々と結合する（図89.1）。tRNA はアンチコドンを持つと同時に，それぞれのコドンに対応するアミノ酸を結合しているので，連続したトリプレットで規定されるアミノ酸の結合体（ペプチド）がリボソーム上にできる。

　mRNA の 5′ 側がタンパク質ペプチド鎖の **N 末端**に，3′ 側が **C 末端**に対応する。mRNA のコード領域の両側には，タンパク質に翻訳されない領域，**非翻訳領域**（UTR）がある。上流の非翻訳領域は **5′ 非翻訳領域**（5′ UTR），下流の非翻訳領域は **3′ 非翻訳領域**（3′ UTR）と呼ぶ。

翻訳
translation

リーディングフレーム
reading frame

翻訳（コード）領域
coding region（CDS）

トリプレット
triplet

コドン（遺伝暗号）
codon

アンチコドン
anticodon

転移 RNA（トランスファー RNA）
transfer RNA（tRNA）

N 末端
N-terminus

C 末端
C-terminus/carboxyl terminus

非翻訳領域
untranslated region（UTR）

5′ 非翻訳領域
five prime untranslated region（5′ UTR）

3′ 非翻訳領域
three prime untranslated region（3′ UTR）

成熟mRNA　5'キャップ

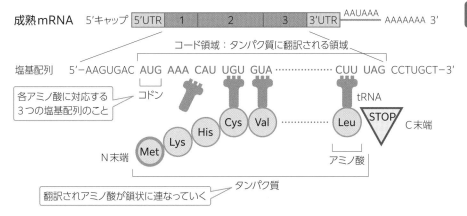

図 89.1　mRNA の翻訳

90 遺伝子の発現③ 遺伝暗号──塩基配列とアミノ酸の対応関係

▶ 遺伝暗号は3つの塩基の組み合わせ（コドン）で構成される

遺伝暗号（**コドン**）にある3つの塩基部位の組み合わせは，それぞれ3カ所にA，U，G，Cの4種類あるため，計4×4×4＝64通り存在する。

コドン
codon

▶ それぞれのコドンはアミノ酸を規定する

AUGは，メチオニンのコドンであるとともに，タンパク質合成（翻訳）開始を示す**開始コドン**でもある。3種類のコドン（UAA，UAG，UGA）はアミノ酸を指定するのではなく，タンパク質合成の終結を示す**終止コドン**であり，対応するアミノ酸はない。残りの61種類のコドンが20種のアミノ酸の種類を決定する（図90.1）。メチオニンとトリプトファン以外のアミノ酸は，複数のコドンが1つのアミノ酸に対応する。このことを遺伝暗号の**縮重**といい，縮重しているコドン間での配列の違いはおもに3番目の塩基で見られる。一塩基が変化する（バリアント）だけでもアミノ酸が変わり，タンパク質の機能に影響することがある。

開始コドン
start codon/initiation codon

終止コドン
termination codon/stop codon

縮重
degeneracy

バリアント
➡ **49** バリアント② タンパク質への影響

▶ 翻訳開始点

翻訳は通常，mRNAのうち最も5′末端に近いAUGの3塩基から開始する。リボソームが翻訳を始めるためには，開始コドン（AUG）の3塩基上流のR（プリン塩基。アデニンまたはグアニン）と開始コドンの次のGが重要であり，gccRccAUGGとする**コザック配列**が必要となる。

コザック配列
Kozak sequence

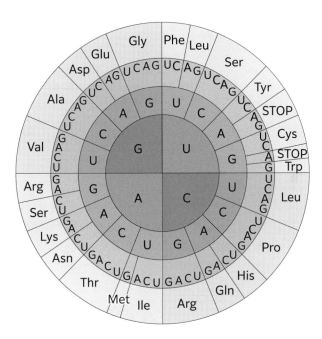

Ala：アラニン　　　Gln：グルタミン　　　Leu：ロイシン　　　　　　Ser：セリン
Arg：アルギニン　　Glu：グルタミン酸　　Lys：リシン　　　　　　　Thr：トレオニン
Asn：アスパラギン　Gly：グリシン　　　　Met：メチオニン　　　　　Trp：トリプトファン
Asp：アスパラギン酸　His：ヒスチジン　　　Phe：フェニルアラニン　　Tyr：チロシン
Cys：システイン　　Ile：イソロイシン　　Pro：プロリン　　　　　　Val：バリン

図 90.1　遺伝暗号表（コドン表）
中心から外側に向かって，コドンの 1 番目の塩基，2 番目の塩基，3 番目の塩基を表す。

日本医学会

「医療における遺伝学的検査・診断に関するガイドライン」

2011 年 2 月
2022 年 3 月 改定

はじめに

　遺伝医学の進歩は、単一遺伝子疾患においては、責任遺伝子の同定に基づく病態解明を可能にし、治療法開発研究へと発展している。さらに、遺伝医学研究は、多因子疾患の発症に関わる遺伝要因の解明や、薬物応答に関係する個体差の解明など、幅広く医学・医療の分野に応用可能な成果をもたらしている。そして、その過程で開発されてきた数々の遺伝学的検査およびその結果に基づいてなされる診断（遺伝学的検査・診断）は、疾患の治療法や予防法の適切な選択を可能にし、さらに網羅的遺伝子解析技術によるゲノム医療が医療全域にわたって広く有効に利用される時代を迎えている。このように遺伝学的検査・診断は、すべての診療科の医師にとって重要な医療行為になりつつある。医療安全およびチーム医療の観点から、遺伝情報を含むすべての診療記録はアクセスが必要なすべての医療従事者に適切に共有される必要がある。遺伝学的検査・診断では生涯変化せず、疾患の罹患を予測しうること、血縁者にも影響を与えうることなどの特性をもつ個人の遺伝情報を扱うため、これらの特性に十分配慮した対応が求められる。その前提として、遺伝子の変化に基づく疾患・病態や遺伝型を例外的なものとせず、人の多様性として理解し、その多様性と独自性を尊重する姿勢で臨むこと、つまり遺伝情報・ゲノム情報による社会的不利益や差別の防止への配慮が求められる。さらに、個人の遺伝情報の取り扱いにおいては個人情報保護法等を遵守することが求められる。

　日本医学会では、国民により良い医療を提供するためには、医師をはじめ医療従事者が、医療の場において遺伝学的検査・診断を、遺伝情報の特性に十分留意し、配慮した上で、適切かつ効果的に実施することが必要であると考え、その実施の際に医師をはじめ医療従事者が留意すべき基本的事項と原則を「医療における遺伝学的検査・診断に関するガイドライン」としてまとめた。

　なお、遺伝学的検査が行われる疾患（群）、領域、診療科は多様であり、それぞれに固有の留意点が存在するため、各医学会分科会は疾患（群）、領域、診療科ごとのガイドラインやマニュアル等を本ガイドラインの趣旨に則して作成し、医療従事者はそれに従って適切な医療を実施することが推奨される。

　また、研究として行われる遺伝学的検査に関しては、研究に関する指針に則って実施する必要がある。

191～201 ページの灰色の囲みは，日本医学会「医療における遺伝学的検査・診断に関するガイドライン」2011 年 2 月（2022 年 3 月 改定）https://jams.med.or.jp/guideline/genetics-diagnosis_2022.pdf より

1. 本ガイドラインの適用範囲

　本ガイドラインの主な対象は、遺伝子関連検査 [注 1] のうち、個人の遺伝情報を扱う上で、その特性に基づいた配慮が求められる遺伝学的検査 [分子遺伝学的検査（DNA/RNA 検査）、染色体検査、遺伝生化学的検査等] と、それを用いて行われる診断である。本ガイドラインにいう遺伝学的検査はヒト生殖細胞系列における遺伝子の病的バリアント（変異）もしくは染色体異常に関する検査、およびそれらに関連する検査を意味している [注 2]。医療の場において実施される遺伝学的検査には、すでに発症している患者の診断を目的とした検査のみならず、非発症保因者遺伝学的検査、発症前遺伝学的検査、易罹患性遺伝学的検査、出生前遺伝学的検査、着床前遺伝学的検査、先天代謝異常症等に関する新生児マススクリーニング等が含まれる。

　一方、がん細胞などで後天的に起こり次世代に受け継がれることのない遺伝子の変化・遺伝子発現の差異・染色体異常を明らかにするための検査・診断においても、生殖細胞系列の遺伝情報が含まれることがあり、その場合には、本ガイドラインを参照する必要がある。

2. 遺伝学的検査・診断を実施する際に考慮すべき遺伝情報の特性

　遺伝情報には次のような特性があり、遺伝学的検査およびその結果に基づいてなされる診断を行う際にはこれらの特性を十分考慮する必要がある。

- ・生涯変化しないこと
- ・血縁者間で一部共有されていること
- ・血縁関係にある親族の遺伝型や表現型が比較的正確な確率で予測できること
- ・非発症保因者（将来的に病的バリアント（変異）に起因する疾患を発症する可能性はほとんどないが、当該病的バリアント（変異）を有しており、次世代に伝える可能性のある者）の診断ができる場合があること
- ・発症する前に将来の発症の可能性についてほぼ確実に予測することができる場合があること
- ・出生前遺伝学的検査や着床前遺伝学的検査に利用できる場合があること
- ・不適切に扱われた場合には、被検者および被検者の血縁者に社会的不利益がもたらされる可能性があること
- ・あいまい性が内在していること（あいまい性とは、結果の病的意義の判断が変わりうること、病的バリアント（変異）から予測される、発症の有無、発症時期や症状、重症度に個人差がありうること、医学・医療の進歩とともに臨床的有用性が変わりうること等である。）

3. 遺伝学的検査の留意点

　遺伝学的検査の実施に際しては、対象者と目的により留意点が異なることを理解する必要がある。遺伝学的検査実施時に考慮される説明事項の例を [表 1] に示す。

3-1）すでに発症している患者の診断を目的として行われる遺伝学的検査
3-1）-（1）遺伝学的検査を実施する前の準備

　すでに発症している患者を対象とした遺伝学的検査は、主に、臨床的に可能性が高いと考えられる疾患の確定診断や、検討すべき疾患の鑑別診断を目的として行われる。遺伝学的検査は、

その分析的妥当性、臨床的妥当性、臨床的有用性 [注 3] などを確認した上で、臨床的および遺伝医学的に有用と考えられる場合に提案され、説明と同意の上で実施する。

　複数の遺伝学的検査あるいは網羅性の高い遺伝学的検査が必要となる場合は、検査の順番や適用範囲及び限界等について、臨床的に適切に判断した上で実施する。

　検査実施に際しては、検査前の適切な時期にその意義や目的の説明を行うことに加えて、結果が得られた後の状況、および検査結果が血縁者に影響を与える可能性があること等についても説明し、被検者がそれらを十分に理解した上で検査を受けるか受けないかについて本人が自律的に意思決定できるように支援する必要がある。

　被検者の診断確定とは直接関係のないバリアントが検出されうる遺伝学的検査においては、検査を実施する前に、二次的所見（偶発的所見）が得られた場合の開示の方針を決めておき、十分な説明をしておくことが望まれる。

　十分な説明と支援の後には、書面による同意を得ることが推奨される。これら遺伝学的検査の事前の説明と同意・了解（成人におけるインフォームド・コンセント、未成年者等におけるインフォームド・アセント）の確認は、原則として主治医が行う。また、必要に応じて専門家による遺伝カウンセリング [注 4] や意思決定のための支援を受けられるように配慮する。

3-1) - (2) 遺伝学的検査結果の伝え方
　遺伝学的検査の結果は、一連の診療の流れの中で診療記録に記載され、わかりやすく説明される必要がある。診断は遺伝学的検査の結果のみにより行われるのではなく、臨床医学的な情報を含め総合的に行われるべきである。遺伝学的検査の結果は、診断の確定に有用なだけではなく、これによってもたらされる遺伝型と表現型の関係に関する情報も診療上有用であることにも留意する。

　確定診断が得られた場合には、当該疾患の経過や予後、治療法、療養に関する情報など、十分な情報を提供することが重要である。

　次のような場合には、遺伝学的検査の結果を解釈し開示する際に、特段の注意が求められる。

1) 新規のバリアントなどその病的意義を確定することが困難な場合
2) 浸透率が必ずしも 100% ではないと考えられる場合
3) 網羅的遺伝学的検査により臨床的有用性が確立していない遺伝子に病的バリアント（変異）が見つかった場合等

　上記のようなバリアントについては、その臨床的意義を慎重に判断する。また解釈が変わりうることを考慮し、必要に応じて患者に説明する。

　網羅的遺伝学的検査において表現型から想定されていなかった目的外の遺伝子に病的バリアント（変異）が得られた場合には、臨床的有用性を考慮し、患者に結果開示の意思を確認した上で、結果開示の実施を検討する。その実施に際しては、3-2) - (2) の項も考慮する。

　浸透率は低いが病的意義があると考えられる場合は、低浸透率についても十分に説明した上で内容を伝える。

3-2) 非発症保因者遺伝学的検査、発症前遺伝学的検査、新生児マススクリーニング検査、出生前遺伝学的検査、着床前遺伝学的検査

3-2) - (1) 非発症保因者遺伝学的検査

非発症保因者遺伝学的検査は、通常は当該疾患を発症せず治療の必要のない者に対する検査であり、原則的には、本人の同意が得られない状況での検査は特別な理由がない限り実施すべきではない。

3-2) - (2) 発症前遺伝学的検査

発症する前に将来の発症をほぼ確実に予測することを可能とする発症前遺伝学的検査においては、検査実施前に被検者が疾患の予防法や発症後の治療法に関する情報を十分に理解した後に実施する必要がある。浸透率が低い、あるいは不明な場合でも、何らかの医学的介入が臨床的に有用である可能性がある場合には、同様の対応を行う。結果の開示に際しては疾患の特性や自然歴を再度十分に説明し、被検者個人の健康維持のために適切な医学的情報を提供する。とくに、発症前の予防法や発症後の治療法が確立されていない疾患の発症前遺伝学的検査においては、検査前後の被検者の心理への配慮および支援は必須である。

3-2) - (3) 新生児マススクリーニング

新生児マススクリーニングにおける遺伝学的検査の実施に当たっては、検査の実施前に保護者に十分な説明を行うこと、検査陽性であった場合には専門医療施設において遺伝カウンセリングを行った上で、確定検査としての遺伝学的検査を実施すること、診断が確定した場合には、遺伝カウンセリングを含む、疾患・治療に関する情報提供を行い、疾患への対応支援することが必要である。

3-2) - (4) 出生前遺伝学的検査、着床前遺伝学的検査

出生前遺伝学的検査には、広義には羊水、絨毛、その他の胎児試料等を用いた細胞遺伝学的、遺伝生化学的、分子遺伝学的、細胞・病理学的方法、母体からの採取血で行う非侵襲的出生前検査（NIPT）、及び超音波検査などを用いた画像診断的方法などがある。

着床前遺伝学的検査（PGT）では、体外受精・顕微授精の手技によって得られた胚の割球や栄養外胚葉細胞を検体とし、細胞遺伝学的検査や分子遺伝学的方法が用いられる。重篤な遺伝性疾患を避ける目的のPGT-Mと、不育症、不妊症を対象として染色体異数性、構造異常に由来する不均衡染色体を検査することによって流産を避ける目的のPGT-A、PGT-SRに分けられる。

出生前遺伝学的検査及び着床前遺伝学的検査は、医学的にも社会的および倫理的にも留意すべき多くの課題があることから、実施する場合は日本産科婦人科学会等関連学会の見解等を遵守し、産婦人科専門医、臨床遺伝専門医、小児科専門医等の意見を重視し、検査前後の被検者の心理への配慮および支援を含む適切な遺伝カウンセリング [注4] を行った上で実施する。

3-3) 未成年者等や同意能力がない者を対象とする遺伝学的検査

すでに発症している疾患の診断を目的として、未成年者や知的障害者など同意能力がない患者に対して検査を実施する場合は、本人に代わって検査の実施を承諾することのできる立場にある者の代諾を得る必要があるが、その際は、当該被検者の最善の利益を十分に考慮すべきである。また、被検者の理解度に応じた説明を行い、本人の了解（インフォームド・アセント）を得ることが望ましい。

未成年期に発症する疾患で発症前に診断を行うことが健康管理上大きな有用性があることが予測される場合も同様である。

一方、未成年者に対する非発症保因者の診断や、成年期以降に発症する疾患の発症前遺伝学的検査については、原則として本人が成人し自律的に判断できるまで実施を延期すべきで、両親等の代諾で検査を実施すべきではない。

3-4) 多因子疾患の遺伝学的検査（易罹患性診断）

多因子疾患の遺伝要因の解明が進められており、これらを対象とする遺伝学的検査は疾患の発症予防等のために臨床応用への発展が期待される。

但し、多因子疾患の発症予測等に用いられる遺伝学的検査には以下のような特性があるため、検査を実施する場合には、当該検査の分析的妥当性、臨床的妥当性、臨床的有用性 [注 3] などの科学的根拠を明確にする必要がある。また、必要に応じて遺伝カウンセリング [注 4] の提供等について考慮した上で実施する。

- ・多因子疾患の発症には複数の遺伝要因が複雑に関わること
- ・得られる結果は、疾患発症に関わるリスク（確率）であること
- ・遺伝型に基づく表現型の予測力が必ずしも高くないこと
- ・疾患発症と体質や特性には遺伝要因のみならず、環境要因の関与もありうること
- ・疾患により、遺伝要因や環境要因の寄与度は多様であること
- ・多因子疾患の遺伝学的検査は、一般に因果ではなく相関を見ており、結果の臨床的意義が必ずしも明確ではないこと
- ・多因子疾患の遺伝要因は祖先系集団ごとに少しずつ異なる場合があり、同じ検査を行なっても個人間での結果の解釈は異なること
- ・臨床的に多因子疾患だと考えられても、遺伝学的検査の結果、単一遺伝子疾患の病的バリアント（変異）がみつかることがあること

4. 個人情報および個人遺伝情報の取扱い

1) 個人情報の保護

個人情報保護法等を遵守した上で、遺伝情報にアクセスする医療従事者は、遺伝情報の特性を十分理解し、本ガイドラインに基づき個人の遺伝情報を適切に扱うことが求められる。

2）診療記録への記載

　生殖細胞系列の遺伝情報は、一生変化しない情報（静的情報）であると同時に全身の細胞で共通という臓器横断的な情報でもある。また、現在の血縁者のみでなく、将来の血縁者にも共有されうる。このような観点から、遺伝情報は、診療科間、および医療従事者間で患者のプライバシー保護に十分に留意する形で適切に共有され、長期間保持される必要があり、遺伝学的検査の結果や遺伝カウンセリングの内容も、原則として他の診療情報と同様に、診療記録に記載する。

3）医療従事者への教育・研修

　他の診療情報に加えた特性を有する遺伝情報にアクセスする可能性のある全ての医療従事者に対して、遺伝医学の基本的知識、守秘義務の徹底、および個人の遺伝情報の適切な取扱いに関する事項について十分な教育・研修を行う必要がある。

4）被検者に対する守秘義務と血縁者への結果説明

　遺伝学的検査で得られた個人の遺伝情報は、すべての医療情報と同様に、守秘義務の対象であり、被検者の同意なく血縁者を含む第三者に開示すべきではない。

　但し、被検者の診断結果が血縁者の健康管理に役立ち、その情報なしには有効な予防や治療に結びつけることができないと考えられる場合には、血縁者等に開示することも考慮される。その際、被検者本人の同意を得たのちに血縁者等に開示することが原則である。例外的に、被検者の同意が得られない状況下であっても血縁者の不利益を防止する観点から血縁者等への結果開示を考慮する場合がありうる。この場合の血縁者等への開示については、担当する医師の単独の判断ではなく、倫理カンファレンスや当該医療機関の倫理委員会に諮るなどの対応が必要である。

5）社会的不利益や差別の防止への配慮

　全ての医療従事者は、取り扱う遺伝情報が、他の機微情報と同様に、保険や雇用、結婚、教育など医療以外の様々な場面で、患者や血縁者に対する社会的不利益や差別につながる可能性にも十分に留意して取り扱う必要がある。他の医療情報と同様に、民間保険会社等の第三者から患者の健康状態等について照会があった場合、患者の同意を得ずに回答してはならない。なお、同意取得に際しては、患者の利益・不利益について十分で偏りのない説明を行う。

5．遺伝カウンセリング［注4］

　遺伝学的検査・診断に際して、必要に応じて適切な時期に遺伝カウンセリングを実施する。遺伝カウンセリングは、情報提供だけではなく、患者・被検者等の自律的選択が可能となるような心理的社会的支援が重要であることから、当該疾患の診療経験が豊富な医師と遺伝カウンセリングに習熟した者が協力し、チーム医療として実施することが望ましい。

6．遺伝学的検査の実施

　遺伝学的検査の実施に際しては、医療法等で示された基準の精度の確保を行うように努める。

おわりに

　遺伝学的検査・診断を実施する際には、実施する各診療科の医師自身が遺伝医学に関する十分な理解と知識および経験を持つことが重要である。遺伝学的検査・診断に関する情報は常に更新されていることから、遺伝学的検査・診断に関わる医師は最新の研究成果を診療に生かすため積極的に新たな情報を得るよう自己研鑽に努める必要がある。また、検査の対象となる疾患や領域の特性を考慮し、必要に応じて、遺伝医療の専門家等と連携して対応することが望まれる。

　医療機関においては、本ガイドラインの趣旨を十分に理解し、医師だけではなく、遺伝学的検査・診断に関与する医療従事者を対象に、遺伝医学の基本的知識、および個人の遺伝情報の適切な取扱いに関する事項について啓発や教育を継続して行うこと、ならびに、適切な遺伝医療を実施できる体制を整備することが望まれる。

　遺伝医学やゲノム医療は今後も急速に発展すると考えられ、遺伝学的検査はさまざまな医療の領域に広く応用されることが予想される、各医学会分科会においては、それぞれの領域の疾患に関する遺伝医療や遺伝カウンセリングのあり方について教育・啓発を行うことが望まれる。

　本ガイドラインは必要に応じて、適宜見直しを行なうこととする。

　なお、遺伝医学関連 10 学会による「遺伝学的検査に関するガイドライン」（2003 年 8 月）は廃止する。

【注 1】遺伝子関連検査の分類と定義

公益社団法人日本臨床検査標準協議会 (Japanese Committee for Clinical Laboratory Standards：JCCLS) に設置された「遺伝子関連検査標準化専門委員会」の提言に基づき、これまで一般的に用いられてきた「遺伝子検査」の用語を次のように分類・定義する。

1) 病原体核酸検査

ヒトに感染症を引き起こす外来性の病原体 (ウイルス、細菌等、微生物) の核酸 (DNA あるいは RNA) を検出・解析する検査

2) ヒト体細胞遺伝子検査

がん細胞特有の遺伝子の構造異常等を検出する遺伝子の解析および遺伝子発現解析等、疾患病変部・組織に局在し、病状とともに変化しうる一時的な遺伝子情報を明らかにする検査

3) ヒト遺伝学的検査

単一遺伝子疾患の診断、多因子疾患のリスク評価、薬物等の効果・副作用・代謝の推定、個人識別に関わる遺伝学的検査などを目的とした、核およびミトコンドリアゲノム内の、原則的に生涯変化しない、その個体が生来的に保有する遺伝学的情報 (生殖細胞系列の遺伝子解析より明らかにされる情報) を明らかにする検査

1) ～ 3) を総称して「遺伝子関連検査」とし、一般的にはそれぞれ、1) 病原体核酸検査、2) 体細胞遺伝子検査、3) 遺伝学的検査の用語を用いる。

【注 2】本ガイドラインの対象となる生殖細胞系列病的バリアント (変異)

本ガイドラインでは、pathogenic variant を病的バリアント (変異) と記載した。バリアントとは DNA 塩基配列における個人差を示すものであり、病気の原因と考えられるもの、病気の原因とは考えられないもの、および現時点では判断できないものがある。遺伝子の病的バリアント (変異) には生殖細胞系列のものと後天的に体細胞に生じたものがある。

前者は個体を形成するすべての細胞に共通して存在し、遺伝情報として子孫に伝えられうる病的バリアント (変異) である。この病的バリアント (変異) を明らかにするためには、がん細胞等を除き、末梢血、皮膚線維芽細胞、毛髪、爪、口腔粘膜など、人体を構成するどの細胞を用いても検査することが可能である。

後者は受精後もしくは出生後に体細胞において後天的に獲得される遺伝子の変化であり、原則として次世代に受け継がれることはない、主として悪性腫瘍などにみられる遺伝子の変化である。この変化を明らかにするためには直接、その腫瘍化した細胞、組織、あるいはそれら由来の核酸 (DNA・RNA) を含む検体 (血漿、血清、尿、髄液等の液体成分など) を用いて検査することが必要である。

本ガイドラインは、原則として前者の生殖細胞系列病的バリアント (変異) に関する遺伝学的検査を対象としている。

がん細胞などで後天的に起こった次世代に受け継がれることのない遺伝子の変化・遺伝子発現の差異・染色体異常を明らかにするための検査においても、生殖細胞系列の遺伝情報が関係

する可能性がある場合は本ガイドラインを参照する必要がある。

　但し、医療の枠組みに含まれない親子鑑定などの法医学的 DNA 検査は本ガイドラインの対象としない。

【注3】分析的妥当性、臨床的妥当性、臨床的有用性

1) 分析的妥当性とは、検査法が確立しており、再現性の高い結果が得られるなど精度管理が適切に行われていることを意味しており、病的バリアント（変異）があるときの陽性率、病的バリアント（変異）がないときの陰性率、品質管理プログラムの有無、確認検査の方法などの情報に基づいて評価される。

2) 臨床的妥当性とは、検査結果の意味付けが十分になされていることを意味しており、感度（疾患があるときの陽性率）、特異度（疾患がないときの陰性率）、疾患の罹患率、陽性適中率、陰性適中率、遺伝型と表現型の関係などの情報に基づいて評価される。

3) 臨床的有用性とは、検査の対象となっている疾患の診断がつけられることにより、患者・家族の疾患に対する理解、受容が進む、今後の見通しについての情報が得られる、適切な予防法や治療法に結びつけることができるなど、臨床上のメリットがあることを意味しており、検査結果が被検者に与える影響や効果的な対応方法の有無などの情報に基づいて評価される。

【注4】遺伝カウンセリング

　遺伝カウンセリングは、疾患の遺伝学的関与について、その医学的影響、心理学的影響および家族への影響を人々が理解し、それに適応していくことを助けるプロセスである。

　このプロセスには、1) 疾患の発生および再発の可能性を評価するための家族歴および病歴の解釈、2) 遺伝現象、検査、マネージメント、予防、資源および研究についての教育、3) インフォームド・チョイス（十分な情報を得た上での自律的選択）、およびリスクや状況への適応を促進するためのカウンセリング、などが含まれる。

　遺伝カウンセリングに関する基礎知識・技能については、すべての医師が習得しておくことが望ましい。

　また、遺伝学的検査・診断を担当する医師および医療機関は、必要に応じて、医師・非医師の専門家による遺伝カウンセリングを提供するか、または紹介する体制を整えておく必要がある。

表 1. 遺伝学的検査実施時に考慮される説明事項の例

- -

1) 疾患名：遺伝学的検査の目的となる疾患名・病態名
2) 疫学的事項：有病率、罹患率、性比、人種差など
3) 病態生理：既知もしくは推測される分子遺伝学的発症機序、不明であればその旨の説明
4) 疾患説明：症状、発症年齢、合併症、生命予後などの正確な自然歴
5) 治療法：治療法・予防法・早期診断治療法（サーベイランス法）の有無、効果、限界、副作用など
6) 遺伝学的事項：
    - ・遺伝形式：確定もしくは推定される遺伝形式
    - ・浸透率、新生変異率、性腺モザイク等により生じる確率
    - ・再発（確）率：同胞ならびに子の再発（確）率（理論的確率と経験的確率）
    - ・遺伝学的影響：血縁者が罹患する可能性、もしくは非発症保因者である可能性の有無
7) 遺伝学的検査
    - ・遺伝学的検査の目的（発症者における遺伝学的検査の意義）、検査の対象となる遺伝子の名称や性質など
    - ・遺伝学的検査の方法：検体の採取法、遺伝子解析技術など
    - ・遺伝学的検査により診断が確定する確率：検査精度や検査法による検出率の差など
    - ・遺伝学的検査によりさらに詳しくわかること：遺伝型と表現型の関係
    - ・遺伝学的検査結果の開示法：結果開示の方法やその対象者
    - ・発症者の遺伝学的検査の情報に基づいた、血縁者の非発症保因者遺伝学的検査、発症前遺伝学的検査、出生前遺伝学的検査等の可能性、その概要と意義
8) 社会資源に関する情報：医療費補助制度、社会福祉制度、患者・家族会、患者支援団体情報など
9) 遺伝カウンセリングの提供について
10) 遺伝情報の特性：
    - ・生涯変化しないこと
    - ・遺伝学的情報が血縁者間で一部共有されていること
    - ・血縁関係にある親族の遺伝型や表現型が確率で予測できること
    - ・発症する前に将来の発症の可能性について予測できる場合があること
    - ・発症者の確定診断の目的で行われる遺伝学的検査においても、得られた個人の遺伝学的情報が血縁者のために有用である可能性があるときは、積極的に血縁者への開示を考慮すべきであること
    - ・あいまい性が内在していること（あいまい性とは、結果の病的意義の判断が変わりうること、病的バリアント（変異）から予測される発症の有無、発症時期や症状、重症度に個人差がありうること、医学・医療の進歩とともに臨床的有用性が変わりうること等である。）

11) 被検者の権利：
・検査を受けること、受けないこと、あるいは検査の中断を申し出ることについては自由であり、結果の開示を拒否することも可能であること
・検査を希望しなかったり、検査実施後に中断を申し出たり、結果を聞かないという選択をした場合でも以後の医療において不利な取り扱いを受けず、実施可能な範囲で最善の医療が提供されること
・検査前後に被検者が取りうる選択肢が提示され、選択肢ごとのメリット・デメリットが平易に説明されること

（注：ここに掲げた事項は、これらすべてを遺伝学的検査実施前に説明しなければならないということではなく、被検者の理解や疾患の特性に応じた説明を行う際の参考として例示したものである。）

令和五年法律第五十七号

良質かつ適切なゲノム医療を国民が安心して受けられるようにするための施策の総合的かつ計画的な推進に関する法律

第一章　総則

（目的）

第一条　この法律は、ゲノム医療が個人の身体的な特性及び病状に応じた最適な医療の提供を可能とすることにより国民の健康の保持に大きく寄与するものである一方で、その普及に当たって個人の権利利益の擁護のみならず人の尊厳の保持に関する課題に対応する必要があることに鑑み、良質かつ適切なゲノム医療を国民が安心して受けられるようにするための施策（以下「ゲノム医療施策」という。）に関し、基本理念を定め、及び国等の責務を明らかにするとともに、基本計画の策定その他ゲノム医療施策の基本となる事項を定めることにより、ゲノム医療施策を総合的かつ計画的に推進することを目的とする。

（定義）

第二条　この法律において「ゲノム医療」とは、個人の細胞の核酸を構成する塩基の配列の特性又は当該核酸の機能の発揮の特性に応じて当該個人に対して行う医療をいう。

2　この法律において「ゲノム情報」とは、人の細胞の核酸を構成する塩基の配列若しくはその特性又は当該核酸の機能の発揮の特性に関する情報をいう。

（基本理念）

第三条　ゲノム医療施策は、次に掲げる事項を基本理念として行われなければならない。

一　ゲノム医療の研究開発及び提供に係る施策を相互の有機的な連携を図りつつ推進することにより、幅広い医療分野における世界最高水準のゲノム医療を実現し、その恵沢を広く国民が享受できるようにすること。

二　ゲノム医療の研究開発及び提供には、子孫に受け継がれ得る遺伝子の操作を伴うものその他の人の尊厳の保持に重大な影響を与える可能性があるものが含まれることに鑑み、その研究開発及び提供の各段階において生命倫理への適切な配慮がなされるようにすること。

三　生まれながらに固有で子孫に受け継がれ得る個人のゲノム情報には、それによって当該個人はもとよりその家族についても将来の健康状態を予測し得る等の特性があることに鑑み、ゲノム医療の研究開発及び提供において得られた当該ゲノム情報の保護が十分に図られるようにするとともに、当該ゲノム情報による不当な差別が行われることのないようにすること。

（国の責務）

第四条　国は、前条の基本理念にのっとり、ゲノム医療施策を総合的かつ計画的に策定し、及び実施する責務を有する。

（地方公共団体の責務）

第五条　地方公共団体は、第三条の基本理念にのっとり、ゲノム医療施策に関し、国との連携を図りつつ、その地域の状況に応じて、施策を策定し、及び実施する責務を有する。

（医師等及び研究者等の責務）

第六条　医師、医療機関その他の医療関係者（以下「医師等」という。）並びに研究者及び研究機関（以下「研究者等」という。）は、国及び地方公共団体が実施するゲノム医療施策及びこれに関連する施策に協力するよう努めなければならない。

（財政上の措置等）

第七条　政府は、ゲノム医療施策を実施するため必要な財政上の措置その他の措置を講じなければならない。

第二章　基本計画

第八条　政府は、ゲノム医療施策を総合的かつ計画的に推進するため、ゲノム医療施策に関する基本的な計画（以下この条において「基本計画」という。）を策定しなければならない。

2　基本計画は、次に掲げる事項について定めるものとする。

一　ゲノム医療施策についての基本的な方針

二　ゲノム医療施策に関し政府が総合的かつ計画的に実施すべき施策

三　前二号に掲げるもののほか、ゲノム医療施策を総合的かつ計画的に推進するために必要な事項

3　基本計画に定める施策については、原則として、当該施策の具体的な目標及びその達成の時期を定めるものとする。

4　政府は、基本計画を策定し、又は変更したときは、遅滞なく、これを公表しなければならない。

5　政府は、適時に、第三項の規定により定める目標の達成状況を調査し、その結果を公表しなければならない。

第三章　基本的施策

（ゲノム医療の研究開発の推進）

第九条　国は、ゲノム医療の研究開発の推進を図るため、ゲノム医療に関し、研究体制の整備、研究開発に対する助成その他の必要な施策を講ずるものとする。

（ゲノム医療の提供の推進）

第十条　国は、ゲノム医療の提供の推進を図るため、ゲノム医療の拠点となる医療機関の整備、当該医療機関と他の医療機関との連携の確保その他の必要な施策を講ずるものとする。

（情報の蓄積、管理及び活用に係る基盤の整備）

第十一条　国は、個人のゲノム情報及びその個人に係る疾患、健康状態等に関する情報を大量に蓄積し、管理し、及び活用するための基盤の整備を図るため、これらの情報及びこれに係る試料を大規模かつ効率的に収集し、並びに適切に整理し、保存し、及び提供する体制の整備、極めて高度な演算処理を行う能力を有する電子計算機による情報処理システムの整備及び的確な運用、国際間における情報の共有の戦略的な推進その他の必要な施策を講ずるものとする。

（検査の実施体制の整備等）

第十二条　国は、ゲノム医療の提供に際して行われる個人の細胞の核酸に関する検査について、ゲノ

ム医療を提供する医療機関及びその委託を受けた機関における実施体制の整備及び当該検査の質の確保を図るために必要な施策を講ずるものとする。

（相談支援に係る体制の整備）

第十三条　国は、ゲノム医療の提供を受ける者又はその研究開発に協力してゲノム情報若しくはこれに係る試料を提供する者に対する相談支援の適切な実施のための体制の整備を図るため、これらの者の相談に応じ、必要な情報の提供、助言その他の支援を行う仕組みの整備、当該相談支援に関する専門的な知識及び技術を有する者の確保その他の必要な施策を講ずるものとする。

（生命倫理への適切な配慮の確保）

第十四条　国は、ゲノム医療の研究開発及び提供の各段階において生命倫理への適切な配慮がなされることを確保するため、医師等及び研究者等が遵守すべき事項に関する指針の策定その他の必要な施策を講ずるものとする。

（ゲノム情報の適正な取扱いの確保）

第十五条　国は、ゲノム医療の研究開発及び提供の推進に当たっては、生まれながらに固有で子孫に受け継がれ得る個人のゲノム情報について、その保護が図られつつ有効に活用されることが重要であることを踏まえ、ゲノム医療の研究開発及び提供において得られた当該ゲノム情報の取得、管理、開示その他の取扱いが適正に行われることを確保するため、医師等及び研究者等が遵守すべき事項に関する指針の策定その他の必要な施策を講ずるものとする。

（差別等への適切な対応の確保）

第十六条　国は、ゲノム医療の研究開発及び提供の推進に当たっては、生まれながらに固有で子孫に受け継がれ得る個人のゲノム情報による不当な差別その他当該ゲノム情報の利用が拡大されることにより生じ得る課題（次条第二項において「差別等」という。）への適切な対応を確保するため、必要な施策を講ずるものとする。

（医療以外の目的で行われる核酸に関する解析の質の確保等）

第十七条　国は、ゲノム医療に対する信頼の確保を図り、併せて国民の健康の保護に資するため、医療以外の目的で行われる個人の細胞の核酸に関する解析（その結果の評価を含む。）についても、科学的知見に基づき実施されるようにすることを通じてその質の確保を図るとともに、当該解析に係る役務の提供を受ける者に対する相談支援の適切な実施を図るため、必要な施策を講ずるものとする。

２　国は、前三条の趣旨を踏まえ、前項の解析についても、生命倫理への適切な配慮並びに第十五条に規定するゲノム情報の適正な取扱い及び差別等への適切な対応を確保するため、必要な施策を講ずるものとする。

（教育及び啓発の推進等）

第十八条　国は、国民がゲノム医療及びゲノム医療をめぐる基礎的事項についての理解と関心を深めることができるよう、これらに関する教育及び啓発の推進その他の必要な施策を講ずるものとする。

（人材の確保等）

第十九条　国は、ゲノム医療の研究開発及び提供に関する専門的な知識及び技術を有する人材の確保、養成及び資質の向上に必要な施策を講ずるものとする。

（関係者の連携協力に関する措置）

第二十条　国は、ゲノム医療施策の効果的な推進を図るため、関係行政機関の職員、医師等、研究者等、関係事業者その他の関係者による協議の場を設ける等、関係者の連携協力に関し必要な措置を講ずるものとする。

（地方公共団体の施策）

第二十一条　地方公共団体は、第九条から前条までの国の施策を勘案し、その地域の状況に応じて、ゲノム医療施策の推進を図るよう努めるものとする。

　　　附　則

（施行期日）

1　この法律は、公布の日から施行する。

（検討）

2　政府は、この法律の施行後五年を目途として、この法律の施行の状況について検討を加え、必要があると認めるときは、その結果に基づいて所要の措置を講ずるものとする。

索引

著者紹介

渡邉　淳 (わたなべ　あつし)

現職：金沢大学附属病院遺伝診療部 部長・特任教授 (専任)，遺伝医療支援センター長
　　　福井大学医学部客員教授，富山大学医学部客員教授

略歴：1988 年　　　日本医科大学医学部卒，小児科入局，その後日本医科大学大学院
　　　　　　　　　　修了 (医学博士)，米国 NIH 客員研究員
　　　1998 年　　　日本医科大学分子遺伝学 助手，助教，講師を経て准教授
　　　2013 年　　　日本医科大学付属病院遺伝診療科部長，ゲノム先端医療部部長
　　　2018 年 10 月　金沢大学附属病院遺伝診療部特任教授・部長 (専任)
　　　2020 年 4 月　金沢大学大学院医薬保健学総合研究科 医科学専攻 (修士課程) 遺
　　　　　　　　　　伝カウンセリングコース開設

専門医：臨床遺伝専門医・指導医，小児科専門医・指導医，日本遺伝子細胞治療学会認定医

所属学会：日本遺伝子診療学会 (理事，評議員)，日本人類遺伝学会 (評議員，教育推進委
　　　　　員会委員長)，日本遺伝カウンセリング学会 (評議員，遺伝教育啓発委員会委員長)，
　　　　　日本遺伝性腫瘍学会 (評議員，学術教育委員会委員)，日本遺伝看護学会 (教育委員
　　　　　会委員)，日本細胞遺伝子治療学会 (評議員，学術・プログラム委員会委員)，日本
　　　　　産科婦人科遺伝診療学会 (評議員)，臨床遺伝専門医制度委員会委員など
　　　　　第 31 回 日本小児遺伝学会学術集会大会長 (2008 年)，第 10 回 全国遺伝子医療
　　　　　部門連絡会議大会長 (2012 年)，第 6 回 日本産科婦人科遺伝診療学会プログラム
　　　　　委員長 (2020 年)，第 29 回 日本遺伝子診療学会大会長 (2022 年)

著書：『診療・研究にダイレクトにつながる遺伝医学』(2017 年，羊土社) など

著者からのメッセージ

　医学部を卒業して 30 年が過ぎ，遺伝医療・ゲノム医療の過渡期を経験しました。私が入職した施設は，遺伝医療の基盤がなく，遺伝カウンセラーがいない時代からの 1 からの立ち上げでした。5 年前に北陸に来て改めて地域としての遺伝医療の立ち上げ，また医療者卒前教育とともに，臨床遺伝専門医，認定遺伝カウンセラーの養成にも関わりました。2 つの地域の遺伝医療を経験して，遺伝医療・ゲノム医療にはまだ大きな地域差，個人差があると感じています。遺伝医療・ゲノム医療は 10 年後には医療者，市民にとって全国どこにいても当たり前の時代になることが必要で，本書が遺伝医療・ゲノム医療の基本 (ヒトの遺伝リテラシー) を学ぶ契機・道しるべの 1 つになれれば望外の喜びです。

遺伝医学・ゲノム医学 はじめに読む本

定価：本体 2,700 円＋税

2024 年 7 月 29 日発行　第 1 版第 1 刷 ©

著　者　渡邉　淳

発行者　株式会社 メディカル・サイエンス・インターナショナル
　　　　代表取締役　金子　浩平
　　　　東京都文京区本郷 1-28-36
　　　　郵便番号 113-0033　電話(03)5804-6050

印刷：双文社印刷／表紙装丁：クニメディア

ISBN 978-4-8157-3111-3　C3047